Katrin Thomas

(M)eine kreative Kurzzeittherapie

Ein Selbsthilfe-, Entdeckungs- und Erfahrungsbuch

Katrin Thomas

(M)EINE KREATIVE KURZZEITTHERAPIE

Ein Selbsthilfe-, Entdeckungs- und Erfahrungsbuch

ibidem
Verlag

Bibliografische Information der Deutschen Nationalbibliothek
Die Deutsche Nationalbibliothek verzeichnet diese Publikation in der Deutschen Nationalbibliografie; detaillierte bibliografische Daten sind im Internet über http://dnb.d-nb.de abrufbar.

Bibliographic information published by the Deutsche Nationalbibliothek
Die Deutsche Nationalbibliothek lists this publication in the Deutsche Nationalbibliografie; detailed bibliographic data are available in the Internet at http://dnb.d-nb.de.

Alle Informationen und Angaben in diesem Buch wurden von Autorin und Verlag mit größter Sorgfalt erstellt und geprüft. Dennoch können Autorin und Verlag keine Gewähr für die Richtigkeit übernehmen.
Die Informationen in diesem Buch können eine therapeutische Beratung durch einen Psychotherapeuten oder Psychologen nicht ersetzen; das Buch stellt keinen Ersatz für eine individuelle professionelle medizinische
Untersuchung und individuelle therapeutische Unterstützung dar.

Abbildungen:
S. 5, S. 6, S. 15–25, S. 37–51, S. 53–62, S. 97–103: Freepik / Flaticon.com
S. 5, S. 6, S. 14, S. 26–36, S. 52, S. 62, S. 94, S. 104, S. 107–118: Good Ware / Flaticon.com
S. 6, S. 63–77: smalllikeart / Flaticon.com
S. 6, S. 79–92: photo3idea_studio / Flaticon.com
S. 6, S. 119–141: geotatah / Flaticon.com

ISBN-13: 978-3-8382-1491-7

Printed in the EU

Inhalt

Einführung

**Dies ist ein Buch zum Mitmachen:
Ein Selbsthilfe-, Entdeckungs- und
Erfahrungsbuch. Sie sind wichtig!**

Haben Sie das Gefühl, dass in Ihrem Leben etwas nicht stimmt – Sie können aber nicht genauer bestimmen, was das sein könnte? Fühlen Sie sich ziellos oder sind Sie auf der Suche nach einer neuen Richtung für Ihr Leben, nach Erkenntnissen über sich selbst?

Dann ist dieses Buch, *(M)eine kreative Kurzzeittherapie*, genau der richtige Begleiter für Ihre aktuelle Lebensphase. Es lädt Sie zu einer Entdeckungsreise ein, dazu, Ihrem eigenen Innern auf den Grund zu gehen und dabei selbst zu gestalten. Es ist eine Anleitung, mit der Sie selbst therapeutisch tätig werden können, mit sich!

In 25 Jahren Beratungsarbeit habe ich eigene Methoden entwickelt, die es mir als Therapeutin ermöglichen, innerhalb kürzester Zeit mit meinen Klienten kreativ zu arbeiten. Diese Methoden möchte ich Ihnen vorstellen und zugänglich machen. Die von mir entwickelte kreative Kurzzeittherapie basiert auf der systemischen Therapie, die ich um kreative Elemente erweitert habe.

Verschiedene Teile des Therapiekonzeptes habe ich eigens so aufbereitet, dass Sie diese sofort in der Praxis einsetzen können. So können Sie wichtige Fragen Ihres Lebens beantworten und Knoten lösen, die Sie blockieren. Das Besondere an der kreativen Kurzzeittherapie ist außerdem, dass Elemente des Qigong in die Beratung einfließen. Auch diese werden hier vorgestellt, um die Verbindung von meditativer Körpertherapie und kreativem Suchen zu ermöglichen.

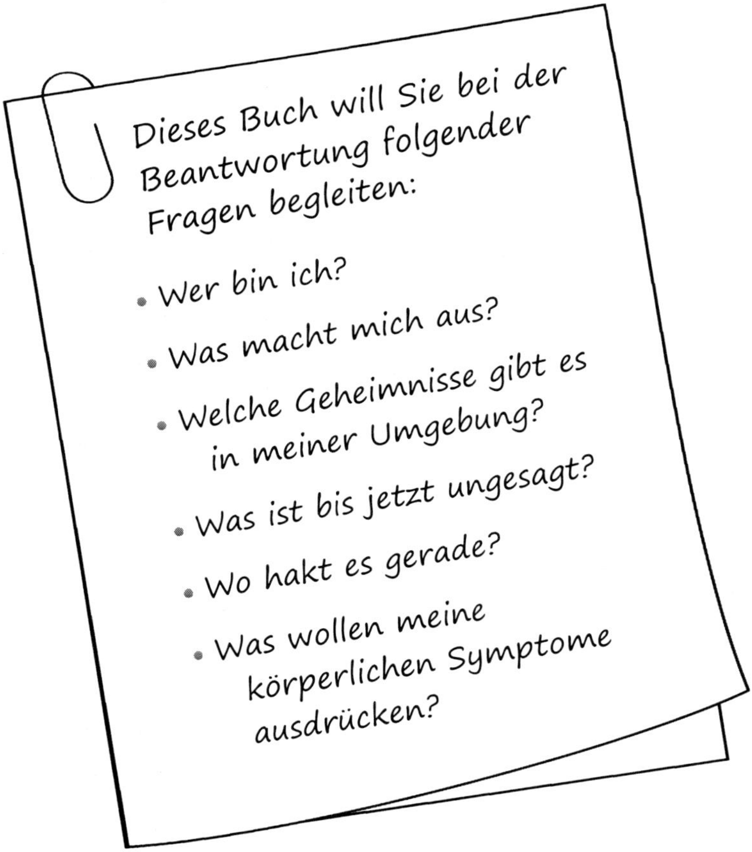

Das Buch bietet Ihnen weiterhin Unterstützung, wenn Sie sich in einer Krisensituation befinden, wenn etwas gerade schief läuft oder Sie erkennen, dass es in Ihrem Leben bestimmte Muster gibt, die Ihnen nicht gut tun und die Sie überwinden wollen. Vielleicht leiden Sie aber auch unter einer Krankheit, einer Trennung, Einsamkeit, haben Schlafstörungen, Angst oder fühlen sich unverstanden. Trauer oder Depression sind weitere Krisen, bei deren Bewältigung die in diesem Buch vorgestellten Ansätze helfen können.

Oder aber Sie hadern mit einer der sogenannten Wohlstandskrankheiten: Psychosomatische Krankheitsbilder wie Allergien oder Essstörungen haben in den letzten Jahren und Jahrzehnten enorm zugenommen. Diese Krankheiten sind nicht auf die leichte Schulter zu nehmen, es lohnt sich, die psychischen Zusammenhänge auszuloten. Auch dabei kann Ihnen dieses Buch helfen.

Der erste Schritt für eine Veränderung kann das Gefühl sein, dass sich etwas in Vorbereitung befindet, eine Veränderung geschehen soll. Für viele Menschen bedeutet Hilfe bei einem Therapeuten zu suchen immer noch, Schwäche zu zeigen und ist verpönt. Ängste vor dem Unbekannten und vor der Einmischung Anderer hemmen.

Mit meiner Art der Beratung und Therapie möchte ich diese Ängste reduzieren. *(M)eine kreative Kurzzeittherapie* ist ein Buch zum Mitmachen, es kann Ihnen Lösungen, Ideen und Einsichten liefern, auch wenn Sie vorerst nur zu Hause mit sich und an sich arbeiten und keinen Therapeuten treffen.

In den nächsten Kapiteln gebe ich zunächst einen Einblick in meine eigene Arbeit und Biografie, erläutere, warum Krisen eine

Chance für einen Neuanfang sein können, und stelle die systemische Therapie vor.

Der Praxisteil gibt Ihnen mit verschiedenen Methoden und Übungen praktische Anregungen, wie Sie Antworten auf Fragen finden, die Sie derzeit beschäftigen. Nehmen Sie die Anregungen auf und prüfen Sie, welche Ihnen für Ihre Situation helfen können. Welcher Vorschlag spricht Sie an?

Sie dürfen sich Fragen stellen und Antworten finden.

Im Kapitel **Glaubenssätze, Affirmationen und sich selbsterfüllende Prophezeiungen** erhalten Sie erste Instrumente an die Hand, um sich selbst besser kennenzulernen - und um unbewusste Blockaden und Lebensregeln zu überwinden.

Die nächste Methode, die ich Ihnen vorstellen möchte, ist die der **Hausaufgaben**. So nenne ich Zeiten, in denen Sie aufkommende Fragen beantworten können, etwa »Wer bin ich eigentlich?«. Diese wichtigen Fragen erweitern den Horizont.

Das Kapitel ist thematisch geordnet und Sie selbst entscheiden, welches Thema für Sie am Dringlichsten ist und welches Sie als erstes angehen möchten:

- Lebenszufriedenheit
- Partnerschaft, Kinder, soziale Kontakte
- Kreativität und Spiritualität
- Ängste und Sorgen
- Tod und Sterben
- Gesundheit und Wohlbefinden
- Wer bin ich?

Es sind bereits einige Fragen für Sie vorbereitet. Sie können sich jeden Tag eine gerade zu Ihnen passende heraussuchen und sich damit beschäftigen – und so Ihre Hausaufgaben machen.

Das Kapitel **Kreatives Zeichnen – Malen** erklärt, wie Sie tiefere Wahrheiten aufspüren können. Traumbilder und Bilder zu bestimmten Fragen oder spontanes, kreatives Loskritzeln wird Ihnen Buntes und Dunkles aus dem Inneren zeigen.

Weitere Methoden der kreativen Kurzzeittherapie, die sie im Kapitel **Fantasie, Intuition und Empathie nutzen** kennenlernen, werden Ihnen helfen, sich besser zu verstehen – und damit ihre eigenen Stärken und Ressourcen zu nutzen.

Im Kapitel **Stammbauamarbeit** werden Anregungen gegeben, die eigene Biografie und Entwicklung zu beleuchten, um ein besseres Verständnis für sich selbst zu erlangen.

Ihre familiäre Situation können Sie mithilfe eines Stammbaums, auch Genogramm genannt, erarbeiten und dabei Fragen beantworten wie:

- Wo komme ich her?
- Wie wurde meine jetzige Situation aus der Vergangenheit beeinflusst?
- Welche Auffälligkeiten gibt es?
- Welche neuen Erkenntnisse kann ich erlangen?

Probieren Sie es aus, die Methode macht Spaß und ist erhellend!

Ich habe herausgefunden, dass Qigong, in der Lebensberatung praktisch mitgenutzt, sehr gut öffnet. Eine Besonderheit der kreativen Kurzzeittherapie ist die Möglichkeit für Sie, sofort in sehr einfache, aber gleichzeitig stark wirksame, entspannende Qigongübungen einzusteigen und diese zu praktizieren. Die Übungen, die im Kapitel **Qigong und Psychotherapie - ein neuer Weg** vorgestellt werden, unterstützen Sie ganzheitlich beim Loslassen und Aktivieren. Sie klären Ihr Energiefeld und verbinden Körper und Seele. Qigong ist eine Art Energiemeditation, die sehr einfach und extrem wirksam ist - ein Geschenk für Ihr weiteres Leben.

Weiter lesen Sie in diesem Buch einige Beispiele aus meiner therapeutischen Erfahrung, darüber, wie eine Lebensberatung aussehen kann, aus welchen Gründen Menschen zu mir gekommen sind und was ihnen geholfen hat, ihre Krise zu überwinden. Vielleicht finden Sie sich in diesen Beispielen wieder und Sie können an die Erfahrungen meiner Klientinnen und Klienten anknüpfen.

Vor einer tiefgreifenden Krise wird oft nicht anerkannt, dass großes Glück ebenso wie tiefes Leid erfahren werden müssen und stetiger Wandel zum Leben dazugehört.

Vielleicht haben Sie bis jetzt gedacht, dass Sie Ihr Leben im Griff haben. Alles lief glatt: in der Ausbildung, im Studium, im Job und mit der Familie. Und dann passiert etwas, das Sie aus der Bahn wirft. Und Sie bemerken, dass Sie gerade nicht wissen, wer Sie sind und was Sie ausmacht. Sie können nicht reagieren oder erfahren großen Kummer. In einer solchen Phase gibt Ihnen dieses Buch eine neue Chance. Kreativ, frei und spontan dürfen Sie etwas tun. Sie können zu Hause beginnen, sich selbst kennenzulernen.

Ihre Intuition wird angesprochen und durch das kreative Arbeiten gelangen Sie in jedem Fall zu mehr Selbsterkenntnis.

Fangen Sie an!

Und wenn Sie bemerken, dass Sie allein nicht weiterkommen, zögern Sie nicht, sich weitere Hilfe zu suchen. Die ersten Schritte sind getan, aber ein kleiner Stupser von Außenstehenden kann sehr effektiv sein. Freiberufliche Therapeuten, wie ich es bin, gibt es in jeder Region – und sie sind gerne bereit, eine gewisse Zeit mit Ihnen an den Themen zu arbeiten, die Sie bereits mithilfe der Anregungen dieses Buches wunderbar vorbereiten konnten. Mittlerweile gibt es Beratung auch vermehrt online oder telefonisch. Vielleicht erleichtert dies den ersten Kontakt.

Eine Lebensberatung kann aber den Gang zum Arzt nicht ersparen, wenn ernsthafte Erkrankungen vorliegen oder Suizidgefahr besteht. Sie bietet vielmehr eine Begleitung in Umwälzungsphasen an.

Wie sieht eine Beratungsstunde konkret aus? Mit welchen Anliegen kommen Menschen zu einer Therapeutin?

Menschen suchen aus ganz unterschiedlichen Gründen Therapie und Beratung. Und so unterschiedlich wie die Menschen sind, so verschieden ist auch der Verlauf einer Lebensberatung. Im gesamten Buch finden Sie einige Beispiele von Beratungssituationen. Vielleicht können Sie sich ja in einigen von diesen Krisensituationen wiederfinden. Möglicherweise helfen auch Ihnen die Antworten weiter, die die Ratsuchenden unterstützt haben.

Meine Erfahrungen als Therapeutin und Klientin

Erfahren Sie in diesem Kapitel anhand meines eigenen Lebenslaufs, welche unterschiedlichen Therapie- und Beratungsformen zu den verschiedenen Krisensituationen passen.

Mithilfe meiner eigenen Erfahrungen möchte ich Ihnen deutlich machen, dass unterschiedliche Formen von Beratung und Therapie im Leben unterstützen können, insbesondere dann, wenn man in kritischen Lebensphasen allein nicht weiterkommt.

Ich bin in der DDR aufgewachsen und mit 21 Jahren im März 1984 nach West-Berlin ausgereist. Ich entschied mich für eine Ausreise, weil ich mich in der DDR eingeschränkt fühlte und tatsächlich überwacht wurde. Reisen konnte ich nur in die Tschechoslowakei, weil man für dieses Land kein Visum benötigte, bestimmte Literatur war nicht verfügbar, auch die Musik, die ich hören wollte, war kaum erhältlich. Mein Freundeskreis bestand aus Menschen, die sich mit der Welt auseinandersetzten, die diskutierten, tanzten, Musik machten, oft lange Haare hatten. Manchmal kamen auch junge Leute aus dem »Westen« dazu, und wir hatten durch sie die Möglichkeit, größere Zusammenhänge zu erkennen.

Eines Tages um 6 Uhr morgens stand die Staatssicherheit vor der Tür. Die Wohnung, die ich mit meinem Freund bewohnte, wurde durchsucht und wir in getrennten Fahrzeugen zu einem Verhör in die Normannenstraße in Berlin gebracht. Einfach so, ohne dass wir uns etwas hatten zu Schulden kommen lassen – außer vielleicht, jung, abenteuerlustig und freiheitsliebend zu sein. Meinem Freund und mir wurde unterstellt, Flugblätter gedruckt zu haben und den Staat denunzieren zu wollen. Dieser haltlose Vorwurf konnte glücklicherweise entkräftet werden, es wurde uns aber empfohlen: »Passt euch besser an oder geht in den Westen.« Nach dieser Erfahrung wurde mir klar, dass eine Ausreise die einzige Lösung wäre. Schlaflose, angsterfüllte Monate folgten diesem Übergriff.

Ich heiratete meinen Freund und wir beantragten gemeinsam die Ausreise, die – nach einigen erfolglosen Versuchen – mit der Ausreisewelle im März 1984 bewilligt wurde.

Im Westen angekommen, wurden alle Pläne für unseren Neuanfang schnell durchkreuzt. Mein Ehemann starb kurze Zeit nach der Ausreise bei einem Autounfall in West-Berlin. Ich ließ mich nicht unterkriegen und packte mein Leben nach einer kurzen Trauerphase wieder an. Das Leben im neuen Land wollte gelebt werden. Ein Freund wurde zum Lebensgefährten und wir heirateten bald.

Mit 22 Jahren wurde ich Mutter. Ich holte mein Abitur an der Abendschule nach, wenn der Vater zu Hause war. Nach drei Jahren Ehe klappte es nicht mehr. Ich trennte mich, zog mit meiner

Tochter aufs Land bei Hannover, studierte Sozialpsychologie und Soziologie, suchte mir einen neuen Partner – und wurde immer dünner.

Das Leben war anstrengend. Ich arbeitete mich mit dem Neuen an Elternbildern und am Mann- und Frausein, an der Gleichberechtigung ab. Gleichberechtigung als Mutter? Ich hörte immer wieder Sätze wie: »Wegen dem Kind musst du doch eh einkaufen, kochen, putzen, da muss ich das doch nicht machen. Ich hacke doch Holz.«

Zufällig erhielt ich einen Hinweis auf eine Lebensberatungsstelle. Dort traf ich auf eine sehr kompetente, etwas ältere Frau, die selbst Mutter war und meine Lebenssituation verstehen konnte. Sie war systemische Therapeutin. Diese, meine erste Lebensberatung, die über einige Wochen verlief und einmal in der Woche eine Sitzung von einer Stunde beinhaltete, brachte mich mir näher. Ich fuhr zur Mutter- und Kindkur, zog mit meiner Tochter in ein Studentenwohnheim in Hannover und erlebte mich nach und nach als stark.

Während des Studiums und zusätzlich dazu wurde ich innerhalb von drei Jahren systemische Einzel-, Paar- und Familientherapeutin. Ein Praktikum bei der Familienberatung in einem Kinder- und Jugendheim begleitete die gesamten drei Jahre. In der Universität war die praktische Anwendung des Gelernten kein Teil des Studiums. Wie soll man aber nach vier oder fünf Jahren Studierens wissen, wie, was und wo man arbeiten will, wenn man dies nicht schon einmal in der Praxis ausprobieren kann? Ich hatte mir schon während des Studiums Gedanken gemacht, und deshalb war ich durch meine praktischen Tätigkeiten gut aufgestellt. Ich bekam sofort eine Teilzeitstelle in einer Jugendberatungsstelle als Therapeutin.

Ich fand eine Wohnung für mich und meine Tochter und einen Garten in der Nähe. Der Freund wurde erst immer distanzierter, dann war er vollkommen weg. In vier gemeinsamen Jahren merkt man, ob eine Beziehung sich weiterentwickelt und eine Zukunft hat. Die Trennung und der frühe Tod meines Vaters kamen zeitgleich. Ich trauerte allein, an Wochenenden oder in Zeiten, in denen meine Tochter bei den Großeltern oder bei ihrem Vater war.

Meine erste Stelle nach dem Studium erwies sich nicht als Glücksgriff. Der Chef der Beratungsstelle mobbte die Angestellten. Nach einem Jahr kündigte ich. Ich machte mich selbstständig, arbeitete einige Zeit in einer Lebensberatungsstelle, in der ambulanten Jugendhilfe und in der Volkshochschule. In dieser Zeit traf ich meinen jetzigen Mann, der damals noch studierte. Seit 26 Jahren gehen wir miteinander durch dick und dünn und sind weiterhin glücklich.

Die selbstständige Arbeit brachte natürlich auch Unsicherheiten mit sich. Urlaub, Krankenkasse und Alterssicherung, alles musste ich allein stemmen. Deshalb nahm ich eine halbe feste Stelle in der sozialpädagogischen Familienhilfe an. Dort arbeitete ich mit gestörten Familien und deren Kindern, musste ergründen, ob ein Kindeswohl gefährdet war. Dies war eine sehr verantwortungsvolle Tätigkeit, die oft auch schlaflose Nächte mit sich brachte.

Und eines Tages spürte ich die Auswirkungen der Belastungen der letzten Jahre: ein Ohrpiepsen, ein Tinnitus und einen Furunkel.

Dies war der Auslöser für meine zweite Beratungserfahrung. Diesmal ging ich zu einem Psychoanalytiker. Zu Beginn jeder Sitzung fragte er mich, was wir denn heute zusammen machen wollten. Weil ich vom Fach war, meinte er wohl, dass ich alles bereits wüsste – aber dann hätte ich ja nicht seine Hilfe gesucht.

Krisen machen vor niemandem Halt.

Besserung stellte sich nicht so sehr durch die psychoanalytischen Sitzungen ein, sondern durch Akupunktur. In diesen Behandlungen geschah etwas für mich völlig Überraschendes: Unter Tränen erinnerte ich mich plötzlich an die Erlebnisse meines Großvaters im Krieg und die damit verbundene gefühlte Kälte. Ihm war im wahrsten Sinne »der Arsch abgefroren«.

Genau dort saß das Furunkel. Dies war meine erste bewusste Begegnung mit feinstofflichen Energien, die kollektiv und innerhalb des Herkunftssystems mitunter fühlbar sein können und zu bestimmten Zeiten auftauchen. Durch das Erfühlen, das Weinen, das Erkennen der Verbundenheit kam der Heilungsvorgang in Fluss. Weiter half auch meine anthroposophische Ärztin, die täglich Naturheilmittel spritzte und wusste, dass man auch mal eine Woche Ruhe braucht, bei solch einer anstrengenden Arbeit, die sehr viel Verantwortung für andere Kinder mit sich brachte.

Diese ersten Beratungserfahrungen waren für mich Schlüsselerlebnisse, die mich – neben meiner beruflichen Tätigkeit – offen werden ließen, um in meinem weiteren Leben neue Methoden auszuprobieren.

Dazu gehörten eine Beratung, in der ich **Klopftechniken** erlernte.

Klopftechniken arbeiten entlang der Meridiane, die aus der Traditionellen Chinesischen Medizin kommen und davon ausgehen, dass energetische Blockaden gelöst werden können. Die Klopftechniken sind leicht zu erlernen (EFT) und helfen sehr gut bei Ängsten, Panik und Selbstwertproblemen, sie lösen Stress auf.

> Diese Techniken halfen mir bei der Bearbeitung folgender Themen: Krise im Berufsleben, Umzug, Ablösung von der erwachsenen Tochter.

Bevor ich meine **Familienaufstellung** machen konnte, gehörte eine gute Vorbereitung dazu. Ein Stammbaum und viele Fragen zum Herkunftssystem und zu den Fragen, die man mitbringt, sollten schon vorher an die Aufstellerin übergeben werden – denn die Fragenden wissen ja in der Regel nicht, welche Themen durch die Familienaufstellung zum Vorschein gebracht werden sollen. Eine Familienaufstellung braucht mehrere Teilnehmer, die stellvertretend die Rolle einer anderen Person einnehmen. Die Person, für die die Aufstellung gemacht wird, fragt, ob jemand aus der Runde diese Rolle für sie einnehmen möchte. Nachdem mir die Aufstellerin viele Fragen gestellt hatte, suchte ich mir also einen Stellvertreter für meinen verstorbenen ersten Mann aus. Der Stellvertreter wird im Raum aufgestellt und auch für die Person, für die die Aufstellung gemacht wird, gibt es einen Stellvertreter. Nun gehen die Menschen in die Situation, nehmen Emotionen wahr, verhalten sich miteinander. Es kann auch sein, dass die Aufstellerin im weiteren Verlauf der Methode eine Stellvertreterposition einnimmt und so von den Mithelfenden erfährt, was ihnen widerfahren ist und starke Emotionen spüren kann. Mir passierte in diesem geschützten Raum etwas Wunderbares: Ich brach in

Tränen aus und konnte mich so verabschieden, was mir zuvor aufgrund des Unfalltodes meines ersten Mannes nicht möglich gewesen war. Ich fühlte mich in dieser Situation behütet und erhielt Antworten, die mich in meinem weiteren Leben unterstützt haben.

Ich empfehle eine Familienaufstellung unbedingt dann, wenn es um sehr traumatische Erlebnisse geht oder ein Unbehagen über etwas Unsagbares vorhanden ist. In Familienaufstellungen übernehmen Stellvertreter das Geschehen. Sie stellen Ereignisse oder Ahnen oder Situationen dar und empfinden dabei etwas. Dieses Erfühlen kann dem Aufsteller enorm helfen, denn das Fühlen von dem, was damals passiert(e), kann den Weg zum Unbewussten öffnen. Das Erleben der Emotionen, die ich für den Heilungsprozess als absolut wertvoll und essenziell empfinde und die von den Stellvertretern vermittelt werden, sind für den Einzelnen allein nur sehr schwer durch einfaches darüber Sprechen in der therapeutischen Situation zu erfahren.

> Die Familienaufstellung unterstützte mich bei der Bearbeitung der Themen meines verstorbenen Ehemanns und von Geldproblemen.

Die Arbeit mit **Biofeedback/Kinesiologie** half mir dabei, Zusammenhänge aus meinem Familiensystem in Bezug auf meine eigene Arbeit zu verstehen, die zuvor blockiert waren. Bei dieser Technik gibt der Körper Antworten auf Fragen, die von der Therapeutin gestellt werden. Bestimmte Muskelreaktionen dienen als Ja- oder Nein-Antworten. Auf diese Weise lässt sich herausfinden, was durch Nachdenken allein nicht gelingt.

Diese Methode wandte ich bei mir zur Bearbeitung des Themas Ahnen an.

Nachdem ich dreizehn Jahre in der sozialen Arbeit verbracht hatte, war ich körperlich und geistig erschöpft. Noch Jahre nachdem ich die Sozialarbeit beendete, träumte ich von den ehemals Betreuten. Ich arbeitete nachts noch weiter ...

Tags probierte ich andere Dinge aus: Ich entwarf und baute Leuchten und versuchte, sie in einem eigenen Laden zu verkaufen (www.kato-licht.de), unterrichtete Familienpflegerinnen, beriet und berate bis heute in eigener Praxis, begann mich mit Wildkräutern und Naturheilthemen zu beschäftigen. Wir kauften ein Atelierhaus in Frankreich, das mein Mann und ich für eigene Seminare nutzen und anderen Menschen für Workshops zur Verfügung stellen wollten.

Beim Renovieren in vier Meter Höhe brach meine Leiter zusammen. Ich krachte auf den Steinboden. Wäre ich rückwärts gefallen, hätte dies eine Querschnittslähmung oder den Tod bedeuten können. Mein Glück war, dass ich nach vorne an der Wand heruntergerutscht bin. Somit hatte ich (nur) einen komplizierten Handgelenksbruch und Prellungen. Aber ich war ruhiggestellt!

Bekannte hatten uns kurz vorher mit einem russisch-französischen Heiler bekannt gemacht. Dieser half mir in der nächsten Zeit, mich zu erkennen und wiederzufinden. Ich bemerkte endlich die Notwendigkeit, in das Leben zu vertrauen und die Dinge ruhiger anzugehen. Vorher wollte ich immer in die Zukunft schauen und eine – auch finanzielle – Grundsicherheit bestätigt bekommen. Zuzulassen, dass dies nicht möglich ist und dennoch vertrauensvoll im Leben zu stehen, war die Aufgabe, die an mich herangetragen wurde.

Mit Hilfe des Heilers fand ich heraus, dass mein erster verstorbener Ehemann mich bis zu diesem Zeitpunkt begleitet hatte. Die Sorge um mich hatte ihn nicht zur Ruhe kommen lassen. Ich nahm endlich richtig Abschied, und so fanden zwei rastlose Wesen nun Heilung. Mit einem Verband, der mit Metall verstärkt war, das nach außen ragte, saß ich am Feldrand und tat nichts, nur Schauen und Sein.

Seit diesem Sommer 2011 bin ich ein anderer Mensch: Jeden Tag habe ich eine meditative Phase, in der ich bewusst meine Glaubenssätze formuliere. Seit 2016 mache ich mit täglichen Qigongübungen eine wunderbare Selbsterfahrung. Krisen müssen nun gar nicht mehr entstehen. Missstimmungen und Knoten erkenne ich schneller und kann sie mit einmaligen Besuchen bei Therapeuten, Heilern, Heilpraktikern, Kinesiologen bearbeiten oder in Gesprächen mit meinem Mann und meiner Tochter selbst auflösen.

Blockaden löse ich mit **Hypnotherapie**. EMDR (Eye Movement Desensitization and Reprocessing) ist eine psychotraumatologische Methode, die mithilfe der Augenbewegungen und bestimmter Vorstellungen an früheren Erlebnissen und Überzeugungen arbeitet. Sie ist mit der Hypnose verwandt.

Mit dieser Technik gehe ich das Thema Blockaden an.

Jeden Menschen umgibt als feinstoffliche Hülle eine Aura. Da man im Leben nicht nur schöne Erlebnisse mit anderen Menschen hat, diese einem manchmal sogar etwas antun, ist eine **Aurareinigung** hilfreich. Kennen Sie den Spruch: »Geh mir aus der Aura?«

Oft kann man gar nicht verhindern, dass einem Menschen begegnen, die etwas abstrahlen, einem auf die Nerven gehen oder die einen anmachen. Mit einer Aurareinigung kann man diese negativen Strömungen abstreifen, fühlt sich wohlig und klar und kommt wieder in der eigenen Welt an. Aurareinigungen können u.a. von Reikitherapeuten durchgeführt werden.

> Wenn das Gefühl »Alles ist schwer, nichts geht voran« vorherrscht, hilft diese Methode.

Qigong ist eine Art Energiemeditation in Bewegung, die entstressend und aufbauend wirkt und sehr einfach zu erlernen ist. Da diese Methode fest zu meinem Alltag gehört und ich sie Ihnen besonders ans Herz legen möchte, finden Sie nähere Informationen in einem eigenen Kapitel zu Qigong in diesem Buch (s. Seite 119).

> Um alles miteinander zu verbinden, eignet sich diese Technik besonders.

Natürlich gibt es noch viele weitere Therapieformen und Angebote, die auf Plattformen wie www.therapeutenfinder.de erklärt werden. Die hier vorgestellten Methoden sind diejenigen, die sich für mich als besonders hilfreich erwiesen haben. Probieren Sie selbst, was Ihnen hilft.

Nun bin ich seit 26 Jahren glücklich mit meinem Mann zusammen. Meine Tochter ist Mutter geworden und ich eine wohlwollende Oma. Das eigene Kennenlernen bleibt ein Bestandteil meines Lebens. Denn da wir Menschen soziale Wesen sind, haben wir immer wieder auch mit anderen Energien zu tun, müssen uns an Arbeitsplätzen, in Beziehungen und in der Familie zurechtfinden. Nichts ist statisch. Die Methoden der kreativen Kurzzeittherapie, die ich Ihnen im Folgenden an die Hand geben möchte, können helfen, diese immerwährende Veränderung der Umwelt anzuerkennen und die eigenen Anpassungsleistungen zu verstehen.

Sich selbst verstehen nach dem Tod des Partners

Eine ältere Dame kommt in die Beratung, nachdem sie ihren Mann verloren hat. Er war sehr plötzlich verstorben. Nun, einige Monate später, hat sie Schuldgefühle, weil sie das Gefühl hat, nicht getrauert zu haben, da das (Weiter)Leben ohne ihren Mann gar nicht so schlimm für sie ist.

Lösung:

In dieser Einheit war es entscheidend, der Klientin das Erfassen und Verstehen von Trauerprozessen nahezubringen. Sie musste erkennen, dass die Anforderungen der Ausnahmesituation, die Organisation der Beerdigung und anderer Dinge, dazu führen kann, dass keine Zeit zum Trauern bleibt. Nach einem Schock, der ja ein Todesfall ist, ist es für die Hinterbliebenen erforderlich, erst einmal sich selbst zu schützen, sich darauf zu konzentrieren, wie ein Weiterleben ohne den Partner möglich ist.

Es erleichterte die Witwe, ihren Umgang mit der Trauer als gesunde Reaktion zu erkennen. Sie hatte sich Hilfe gesucht hat, einen Spielkreis und eine Nachbarin zum Reden gefunden. Ihr half zu erfahren, dass auch noch Wochen und Monate nach dem Tod des Partners Trauer möglich ist. Sie konnte sich während der Beratung an schöne Momente des Zusammenlebens erinnern und bekam wieder Zugang zu ihren Emotionen. (Zwei Termine)

Dies beschreibt eine typische Lebensberatungssituation: In oder nach einer Krise suchen Menschen Unterstützung zu einem konkreten Punkt. Dauert die Beratung länger an und werden viele verschiedene Themen abgearbeitet, so nennt man dies mitunter Therapie. Die Grenzen sind fließend und nicht wichtig.

Krise als Chance

Wie kann eine persönliche Krise aussehen, wie fühlt sie sich an? Welche Potenziale bieten Krisensituationen?

Krisensituationen, wie schon im vorherigen Kapitel beschrieben, bieten ein enormes Potenzial. In der Krise ist das Herz geöffnet. Leid und Schmerz bringen ungeahnte Kräfte hervor. Lassen Sie es ruhig zu, die Krise als etwas anzuerkennen, das Sie im Leben weiterbringt. Das Leben verläuft in Wellenbewegungen, in Aufs und Abs. Ohne die Tiefen und die schwierigen Phasen würden kraftvolle Momente und bereichernde Erfahrungen nicht so intensiv wahrgenommen werden. Das lässt sich mit dem Frühlingserwachen nach einem langen Winter vergleichen: vollkommenes Glück und Staunen!

Eine Krise lässt sich definieren als Auflösung eines Zustands, Übergang in einen neuen Status, eine schwierige Zeit, einen

Wendepunkt. Ein Vorher und ein Nachher. Dabei können Krisen innerlich oder von außen ausgelöst werden.

Die innere Krise ist im Lebensprozess natürlicherweise vorhanden. Das Innere ruft nach Wachstum. Dieser Ruf, ein unspezifisches Unwohlsein vielleicht, wird manchmal bemerkt und angenommen, aber auch verdrängt. Es gibt im Alltag so viel zu tun, Ablenkung findet sich überall, und sie verdeckt oft, wie es in uns aussieht.

Die Krise von außen tritt mit Schicksalsschlägen – wie Unfällen, Todesfällen und weiteren traumatischen Situationen (wie uns aktuell die Coronakrise allen zeigt) – ein.

Es ist faszinierend, wenn Betroffene rückblickend berichten, dass sie in dieser Zeit des Ausnahmezustands nicht zusammengebrochen sind; als der Job gekündigt wurde, ein nahestehender Mensch gestorben ist, der Partner sich getrennt hat, jemand sehr krank wurde, Ausgangssperren das Leben lahmlegten … Die Kraft und Stärke, die es erfordert, in einer solchen Zeit alles anzunehmen, zu organisieren und zu managen, erscheint wie ein Wunder – aber diese Kraft steckt in uns allen, auch in Ihnen.

Krisen verlaufen in Phasen:

Phase 1 wird mit Nichtwahrhabenwollen, Hoffnung auf Irrtum, Verleugnung und Schock assoziiert.

In Phase 2 fragen Betroffene: Warum passiert das gerade mir? Wut, Machtlosigkeit, Ängste, Wechselbäder der Empfindungen ebenso wie Ohnmachtsgefühle begleiten diese Zeit.

Phase 3 öffnet Raum für Trauer und Sorgen.

Ab Phase 4 können neue Wege entdeckt werden: Das Unannehmbare wird langsam angenommen, Chancen werden ergriffen, Lösungen gesucht und gefunden.

Diese Phasen verlaufen nicht streng nacheinander ab, sie sind miteinander verwoben. Es kann sein, dass man nach einigen Tagen des Hoffnung-Schöpfens wieder ins Nichtwahrhabenwollen und in tiefe Traurigkeit verfällt. Sie werden es erlebt haben!

Falls aber einige Phasen übersprungen werden, führt dies mitunter zu einem Verharren und Steckenbleiben und damit zu Depression oder Selbstmitleid. Auch körperliche Beschwerden und Schlaflosigkeit können ein Anzeichen dafür sein, dass noch nicht alle Phasen einer Krise überwunden worden sind. Manche Menschen kommen nie in der Trauerphase an, weil das Leben nach einem Verlust doch irgendwie weitergehen musste, die Zeit zum Abschiednehmen nicht da zu sein schien.

Wenn Sie sich in dieser Beschreibung wiederfinden, dann stellen Sie sich Fragen wie: »Was oder wen betrauere ich?« »Wie kann ich trauern?« Sie könnten erforschen, was Sie stark, was Sie weich macht – wer oder was trägt Sie? (S. auch den Themenschwerpunkt »Tod und Sterben« im Kapitel Hausaufgaben ab Seite 69.)

Krise in der Realität: Die COVID-19-Pandemie

Im März 2020 hat uns alle eine Krise erreicht, mit der wir umgehen lernen mussten und müssen: Die COVID-19-Pandemie und ihre Begleitumstände, die zu der Zeit, in der ich diese Zeilen schreibe, noch weiter nachwirken.

Wie sind wir bislang mit dieser Krise umgegangen? Was können wir daraus für weitere Lebenskrisen schließen?

Phase 1:

Nichtwahrhabenwollen: Die meisten haben sich in dieser Phase wohl gesagt, dass das Virus nur China betreffen wird – nach Deutschland werde es schon nicht kommen und die Tiere, die für die Übertragung verantwortlich sein sollten, werden hier doch ohnehin nicht gegessen.

Verleugnung: Als im Januar die ersten COVID-19-Fälle in Deutschland nachgewiesen werden, erklärte Gesundheitsminister Jens Spahn in den Tagesthemen, dass man gut vorbereitet sei und dass eine Corona-Infektion milder verlaufe als eine Grippe.

Verleugnung und Schock: Bereits im Februar 2020 ist klar, dass das Virus nach Deutschland vorgedrungen ist. Von Weitsichtigkeit ist aber noch keine Spur, Fasching und andere Feiern, die viele Leute eng zusammenbringen, finden statt. Menschen, die aus China einreisen, müssen nicht in Quarantäne. Hinzu kommt, dass Atemgeräte und Schutzmaterial nicht mehr in Deutschland selbst hergestellt werden und erst später erkannt wurde, dass viel zu wenig Schutzmaterial vorhanden ist. Noch wird auf diese Umstände aber nicht aktiv reagiert.

Phase 2:

Der Lockdown kommt und damit die Wechselbäder der Gefühle: Hoffnung und Verzweiflung begleiten viele Menschen in dieser Zeit täglich. Manche nehmen sich vor, diese Zeit, die uns nun zu einem anderen Leben zwingt, zu nutzen, um Dinge umzusetzen, die man sich schon lange vorgenommen hatte – ein positiver Ausblick also. Aber dennoch mischen sich diese hoffnungsvollen Gedanken bei vielen mit dem Gefühl der Aussichtslosigkeit, das in Abständen und mit Wucht auf uns einprasselt. Wie soll es weitergehen? Überlebt man die Krise finanziell?

Wut und Machtlosigkeit gehören sicher bei vielen ebenfalls zu den vorrangingen Gefühlen. Wut auf die politische Führung, den Arbeitgeber, die Vorgaben, die Kontaktverbote – und natürlich die Wut auf das wenig greifbare Virus, das das Leben so in Aufruhr versetzt hat. Denn die meisten von uns müssen bemerken, dass sie diesen Mechanismen nichts entgegensetzen können, dass sie dem ausgeliefert sind. Arbeit, Urlaubsreise, Alltag: Nichts ist mehr, wie es vorher war.

Ängste über die finanzielle Absicherung, die Zukunft und das Gefühl, ohnmächtig und machtlos zu sein, zeigen das ganze Ausmaß der Krise – und das kann einen wirklich verzweifeln lassen. Sorgen über das normale Alltagsleben tauchen auf, Kinder werden nicht betreut, Homeschooling und Homeoffice kommen zur Ernährung und diversen anderen alltäglichen Tätigkeiten dazu. Menschen gelangen an ihre Grenzen und Hilfe ist schwer zu finden. Vereinzelung macht Angst.

Phase 3:

Sorgen, wie sich die Zukunft gestalten wird, und Trauer über das verlorene Leben, die verlorene Lebenszeit sind an der Tagesordnung. Denn vieles kann nicht erlebt werden: Ostern mit den Enkeln, der 80. Geburtstag der geliebten Tante, die lange geplante Reise. Betriebe und einzelne Menschen müssen Insolvenz anmelden, erreichen ein Limit, benötigen Hilfe. Und schließlich fallen Menschen der Pandemie zum Opfer. Auch der Tod – im eigenen Umfeld oder durch die täglichen Todesmeldungen aus aller Welt – wird Teil des Alltags.

Phase 4:

Die Annahme des Unannehmbaren erfolgt in kleinen Schritten. Man richtet sich ein, die Situation ist ja nicht zu ändern, man muss das Beste daraus machen. Die neu gewonnene Zeit wird zum Aufräumen und Ausmisten genutzt, Fotos werden angesehen, es wird wieder mehr telefoniert, Balkonkonzerte finden statt, man kann wenigstens Pizza abholen und später wieder unter Einhaltung von Abstandsregeln im Restaurant essen, wieder einmal zum Friseur gehen. Die eigene Einstellung entwickelt sich.

Für viele bietet die Krise auch die Chance, dem Inneren Platz und Zeit einzuräumen. In der Krise werden Fragen gestellt wie: Was will ich noch unbedingt in diesem Leben erreichen? Was fehlt mir? Lösungen werden auch für die Zeit danach gesucht, denn die Sicherheit, die man vor Corona noch zu verspüren glaubte, wird für lange Zeit nicht mehr einkehren. Die eigene Gesundheit und das Wohlergehen gelangen in den Fokus mit Fragen wie:

Wie kann ich mich fit halten? Was kann ich meinem Körper Gutes tun? Denn ohne Gesundheit, das wird in der Krise deutlich, ist alles nichts wert und das seelische Wohlbefinden ist Teil eines gesunden Gleichgewichts. Frühere Streitigkeiten und Auseinandersetzungen erscheinen plötzlich in anderem Licht. Gespräche werden gesucht und Antworten gefunden. Zur Überwindung der finanziellen Sorgen stehen nun erst einmal staatliche Hilfen zur Verfügung – oder man findet selbst kreative Lösungen zur Überwindung des Engpasses. Ein Museum oder ein Kino zu besuchen erscheint auf einmal als etwas sehr Besonderes.

Was kommt nach einer Krise?

Betroffene berichteten von den positiven Nachwirkungen einer Krise: Das Leben wurde mehr geschätzt, eine größere Aktivität wurde verspürt. Nach einer Krise erleben viele Menschen so etwas wie ein Aufwacherlebnis, ein Gefühl des Neubeginns. Danach wird die Lebenszeit besser genutzt, wahre Freunde werden erkannt und es stellt sich ein geradezu euphorisches Lebensgefühl ein. Eine neue Klarheit entsteht. Pläne, die die Wünsche für das weitere Leben betreffen, tun sich auf. Vorstellungen darüber, wie diese Sehnsüchte in die Tat umzusetzen sind, werden erst jetzt möglich und zugelassen.

Es gibt Schritte, die eingeschlagen werden können, um Krisen produktiv zu nutzen:

- ✓ Von einem Tag zum anderen leben lernen. Nicht zu weit in die Zukunft denken, kleine Schritte machen.
- ✓ Auf sich aufmerksam sein.
- ✓ Mit Menschen sprechen, sich ausweinen.
- ✓ Gleichgesinnte suchen (auch in Selbsthilfegruppen).
- ✓ Jeden Tag spazieren gehen.
- ✓ Tagebuch schreiben.
- ✓ Ursachenforschung betreiben.
- ✓ Sich mit der Vergangenheit befassen.
- ✓ Zusammenhänge erkennen.
- ✓ Das Immunsystem stärken.
- ✓ Sehnsüchte erspüren.
- ✓ Pläne schmieden.
- ✓ Unerledigtes angehen.

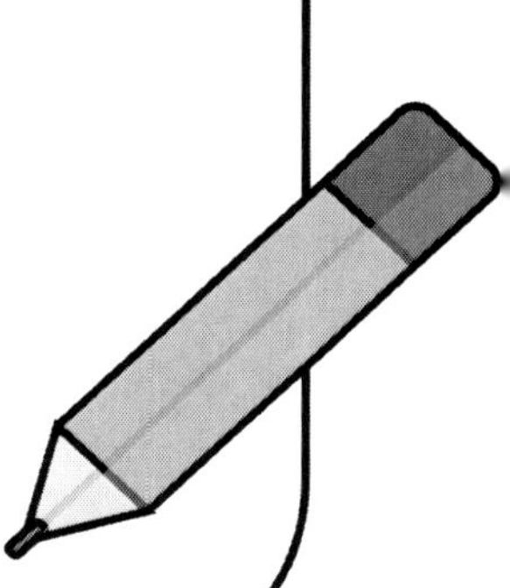

Unterstützung nach einer Scheidung – Selbstwertfindung

Eine alleinerziehende Mutter berichtet über ihre Trennung und den Umzug mit den beiden Kindern. Ihr Mann hat sie während ihrer Ehe geschlagen und unterdrückt. Dennoch hat er nun Besuchsrecht für die Kinder und sie muss mit dieser Situation umgehen.

Hierbei galt es, ganz konkrete Probleme zu lösen, aber auch das Selbstbewusstsein der jungen Mutter zu stärken:

- Welche Kraft wohnt in mir? Wo hat sich dieses Selbstvertrauen versteckt?
- Wie kann die Übergabe der Kinder friedlich erfolgen? Wie soll sie damit umgehen, dass der Vaters die Kinder gegen sie aufhetzt?
- Was kann sie mit dazu beitragen, dass die Trennung so friedlich wie möglich verläuft?

Lösung:

Die junge Mutter erkannte, dass ihr die Flucht in eine andere Region nicht dabei hilft, ein neues Leben zu beginnen. Sie zog zurück in die alte Heimat, hatte aber während der Zeit ihrer Abwesenheit und der Lebensberatung ihre eigene Stärke entwickelt, durch die Gespräche ihr Selbstbewusstsein erfahren, sodass sie dem Exmann distanziert, aber neutral gegenübertreten konnte. Sie hatte ihre Angst überwunden. (Fünf Termine)

Systemische Therapie: Eine Einführung

Was sind die Grundidee und das Besondere an der systemischen Therapie und Beratung? Wie wird dabei konkret verfahren?

In der systemischen Beratung geht man davon aus, dass das gesamte System Anpassungen vornehmen muss oder Veränderungen automatisch eintreten, wenn sich ein Teil des Systems verändert. Jeder Mensch lebt in Systemen, die miteinander verzahnt sind: eine Familie, die Gesellschaft, das Team. Es lohnt sich, alles erst einmal systemisch zu betrachten, denn nur so kann man das große Ganze verstehen. Dies bedeutet, dass wir Menschen energetische Wesen sind, die in der Art mit anderen verbunden sind, sodass es keine Relevanz hat, wenn kilometerweite Abstände herrschen oder man sich nicht persönlich treffen kann. Energien überwinden Raum und Zeit, Ungeklärtes will geklärt werden. Entwickelt sich ein Partner, der andere aber nicht, wird es zu Problemen kommen. Deshalb entstehen immer wieder die unterschiedlichsten (Lebens-)Krisen, die sich facettenreich ausdrücken können. Der Ruf nach Aufklärung für das gesunde Selbst ist dann nicht zu überhören!

Anhand einer sozialen Vernetzung lässt sich das oben beschriebene Bild der Abhängigkeiten gut und einfach erklären: Wenn es einem Freund oder Verwandten nicht gut geht, dann versucht man, diesen zu unterstützen, ist betroffen und macht sich Sorgen. Wenn es ein freudiges Ereignis gibt, das gefeiert wird, steckt die gute Laune an. Stirbt ein Familienmitglied, finden Umwälzungen statt, die Trauer kann aber manchmal auch Freiheit und neue Erkenntnisse mit sich bringen. Ist das Arbeitsklima positiv und offen, werden Mitarbeiter/innen gerne etwas zur Entwicklung des Betriebes beitragen.

Der Fokus im systemischen Suchen und Herausfinden in der Lebensberatung liegt vor allem darauf, Abhängigkeiten aufzuspüren, Ungesagtes oder Verstecktes zu entdecken und eine gute Energiestruktur für ein besseres Weiterleben aufzubauen. Dies wird mit einer kreativen, neutralen Herangehensweise angegangen: Das Ziel dabei ist es, für die Ratsuchenden zu positiver Veränderungen und Erkenntnis zu gelangen. Um dahin zu kommen, werden immer wieder Hypothesen darüber aufgestellt, worum es sich bei einem bestimmten Problem, Anliegen oder Unwohlsein handeln könnte, und diese Hypothesen werden abgefragt.

Könnte es sein, dass ...

- es in ihrer Ursprungsfamilie Tabuthemen gibt? Über was darf nicht gesprochen werden?
- Sie noch nicht richtig wahrgenommen werden?
- Sie in einem Streitmodus gefangen sind und nicht wissen, wie Sie diesen verlassen können?
- Ihr inneres Kind noch etwas braucht?

Stellen Sie sich Fragen wie ...

- Welche Einstellung hat meine Mutter zu ....
- Welche Vorteile könnte mein Problem mit sich bringen?
- Wie wird mein Leben in fünf Jahren aussehen?
- Was will mein Kind durch sein beständiges Ausflippen erreichen? Auf was will es hinweisen?
- Hat auch mein Vater schon immer auf bestimmte Situationen so reagiert, wie ich jetzt?

Außergewöhnliche Fragen und Hausaufgaben, das Überprüfen von Glaubenssätzen, das Erkennen der Lebenswirklichkeit und ein hoher Respekt vor der Eigenverantwortung des Menschen zeichnen die systemische Therapie und Beratung aus. Stammbaumarbeit kann ein Element der systemischen Beratung sein. Denn das Betrachten der eigenen Biografie bietet interessante Einblicke in das System der Herkunftsfamilie(n). Kreative Elemente unterstützen den Findungsprozess.

Klient(in) und Berater(in) treffen sich zu einem Termin mit einem Abstand von ein bis sechs Wochen. Die Sitzungen liegen deshalb etwas auseinander, weil der oder die Ratsuchende Zeit braucht, um an sich zu arbeiten, Dinge selbst herauszufinden, sich immer weiter kennenzulernen. Mit den neuen Erkenntnissen oder auftauchenden Fragen werden dann die nächsten Sitzungen gefüllt.

Die systemische Therapie und Beratung sind auf einen eher kurzen Zeitraum ausgerichtet.

Wie sehen Probleme ganz konkret aus?

Zumeist wirkt unser Zusammenleben oft erst einmal nicht ganzheitlich und systemisch. Ein Kind, welches zum Beispiel auffällig wird in seinem Verhalten oder Krankheitssymptome entwickelt, wird zum Arzt, Psychologen, Ergotherapeuten oder Sozialarbeiter geschickt. Das System, welches Familie, Freunde, Erzieher und Lebensumstände beinhaltet, wird in der Regel nicht mitbetrachtet.

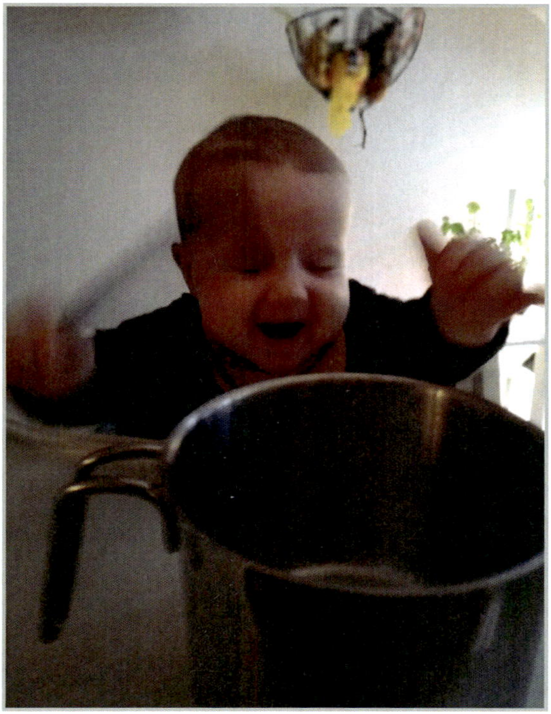

Im systemischen Ansatz geht man aber davon aus, dass ein verhaltensauffälliges Kind nur etwas für oder in seinem System ausagiert. Es möchte auf Missstände aufmerksam machen. Kinder sind offene und feinfühlige Wesen, die unmittelbarer mit den vorherrschenden Energien verbunden sind.

Spannungen, vielleicht von Eltern mit Paarproblemen ausgehend, werden von Kindern aber sofort wahrgenommen und erspürt. Sie agieren vielleicht sehr lieb und wollen alles recht machen. Oder sie fangen an, richtig Gas zu geben, versuchen, die Schwierigkeiten der Eltern umzulenken und durch negative Erlebnisse Aufmerksamkeit zu erlangen. Auch wenn ein Elternteil fremdgeht, riecht ein Kind den Braten – es wird in irgendeiner Weise auffällig reagieren oder Krankheitssymptome entwickeln. Kinder senden somit Warnsignale. In Familiensystemen sind häufig sehr viele Dinge unausgesprochen und unter den Teppich gekehrt. Wenn es Kindern nicht gut geht und man die Ursachen dafür nicht herausbekommt, ist es an der Zeit, den Teppich hochzuklappen und sich auf die Suche zu begeben, denn die Ursprünge liegen nicht beim Kind, sondern im System.

Auf den Körper hören!

Auch Essstörungen wie Bulimie und Magersucht weisen auf eine Schwachstelle im Familiensystem hin. Hier sind es meistens Jugendliche, die auf ein Problem in der Familie mithilfe ihrer Krankheitssymptome hindeuten. Etwas ist im wahrsten Sinne des Wortes »zum Kotzen«. Manche Probleme können sogar ins Erwachsenenleben mitgenommen werden, weil sie noch nicht erkannt und bearbeitet wurden. Sie sind ja als Erwachsene/r weiterhin das Kind von Vater und Mutter. Sind Dinge in der Ursprungsfamilie ungeklärt und versteckt belastend, tragen Sie diese weiter mit sich.

Mit der Geburt eines Kindes verändert sich die Familiendynamik. Zuvor war vielleicht der Kontakt zu den Eltern, den nun neuen Großeltern, eher verhalten, manches ungeklärt. Die neue Situation beeinflusst den jungen Vater jedoch emotional. Liebe und Verantwortung für das neue Wesen, sein Kind, nehmen ihn ein. Erstmals können Hilfe und Unterstützung durch die Großeltern angenommen werden. Die Erfahrung wie der Opa, der eigene Vater, mit kleinen Kindern umgeht, bringt die eigene Kindheit noch einmal näher. Gemeinsame Erlebnisse ermöglichen Freude und Gemeinsinn. Das System kommt in Bewegung. Die Karten werden neu gemischt. Vielleicht eröffnen sich Gespräche über die Zeit, in der der junge Vater selbst ein Kind war, und über die Beziehung zu den Eltern oder der Eltern untereinander. Bislang ungestellte Fragen rücken in den Vordergrund, etwa was die Trennung oder Scheidung der Eltern herbeigeführt hat. Verzeihen wird erst möglich, wenn etwas verstanden und nachvollzogen werden kann. Die Veränderung von Einstellungen zu Personen kann nur über eine Veränderung der Gefühle zu diesen geschehen.

Durch eine Trennung oder Scheidung der Eltern kann ein Leck entstehen. Die Aufmerksamkeit und Loyalität von Kindern orientieren sich aber immer hin zu einem solchen Leck, dahin, wo sich der vermeintlich schwächere Teil befindet. So erhalten abwesende Väter Energie von den Kindern, um die sie sich nicht adäquat kümmern. Dieses Ungleichgewicht wird von den Kindern getragen und kann nur durch große Kraftanstrengung im eigenen Lebensverlauf aufgelöst werden; durch verantwortliches und frohes Leben und manchmal auch durch Verstehen und Verzeihen. Und durch Liebe!

Es ist großartig, wenn Liebe und andere Emotionen echt empfunden und offen ausgelebt werden dürfen. So kann es Heilung geben! Ein neues Erdenkind eröffnet immer eine Chance zu einer Systemveränderung, dies zeigt hier wieder die systemische Sicht: Verändert sich ein Teil des Systems, wird eine Anpassung des Ganzen geschehen. Kontakte werden enger – oder sie verschlechtern sich. (Auch dies kann wiederum dazu führen, dass das Kind durch bestimmte Symptome auf diese Schwachstelle hinweist: Hautprobleme, Allergien, etwas quält das Kind nachts, soziale Auffälligkeiten; dies alles können energetische Hinweise auf Ungeklärtes sein.)

Jedes Familienmitglied darf sich wahrhaftig fragen, wie viel und wie Kontakt richtig erscheint – oder warum der Kontakt gerade nicht gewollt ist. Es treten Wünsche darüber, wie das Zusammensein gestaltet werden kann, zutage – oder das miteinander Fremdfühlen wird offensichtlicher. Dieser Handlungsspielraum kann ganz bewusst genutzt werden. Auch hier fällt auf: »It takes two to tango!«

Wenn es zu einem bestimmten Zeitpunkt (noch) nicht möglich ist, Dinge miteinander zu klären, Tango zu tanzen, dann hat der oder die Suchende aber die Möglichkeit, in energetischen Transformationen, wie Familienaufstellungen, kinesiologischer Beratung oder einfach dem Aussprechen der Wahrheit eine Lösungsmöglichkeit zu finden, ohne dass das Gegenüber dabei sein muss.

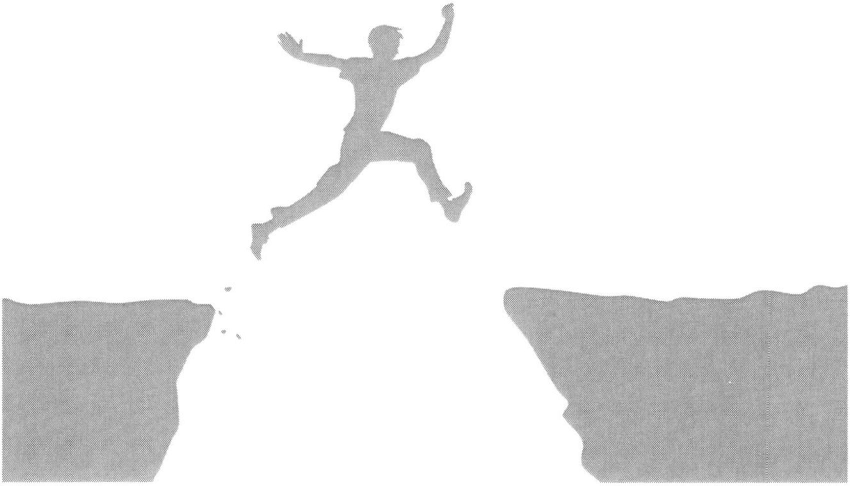

Vorbild und Nachahmen

Kinder lernen, indem sie etwas nachmachen und nachahmen. Man spricht nicht ohne Grund von der Vorbildfunktion von Eltern und Erziehern. Dabei spielen aber auch unbewusste Werte, Ängste und andere Verhaltensweisen eine Rolle, die jedes Kind sozusagen erbt. Haben beide Eltern Angst vor Hunden und treten zur Seite, wenn ein Hund auf sie zukommt, wird das Kind es ebenso halten und, im besten Falle, vorsichtig an Hunde herantreten. Das Vertrauen und mutige Herantasten, das Kindern eigen ist, ist damit schon verwässert. Schneller erkennt man die Vorbildwirkung bei sogenannten Schimpfwörtern, die von kleinen Kindern sofort und mit Hingabe in ihren Wortschatz aufgenommen werden, wenn sie sie hören. Einmal herausgerutscht ...

Lösungsorientiert anstatt problembezogen

Im Leben und dem Erkenntnisprozess geht es immer darum, Zusammenhänge zu verstehen. Wenn es einem gelingt, diese Verstrickungen aufzudecken, kommt man vorwärts und erkennt sich selbst. Probleme werden nur als Hinweise gesehen, die zur Lösung führen wollen.

Ein Beispiel hierzu:

Erkenne ich, dass ich hochsensibel bin, dann kann ich die dazugehörigen Verhaltensweisen besser zuordnen. Während andere stundenlang auf Partys glücklich sind, habe ich schon nach drei Stunden genug. Bis ich zu dieser Erkenntnis gekommen bin, musste ich mich immer damit auseinandersetzen, dass Freunde sagten: »Wieso gehst du denn schon wieder?« Und das hinterließ ein komisches Gefühl bei mir.

In der systemischen Therapie und Beratung arbeitet man lösungsorientiert. Kurz gefasst bedeutet dies, dass geschaut wird, wo gerade etwas falsch läuft oder energetisch verstopft ist. Dazu ist es natürlich notwendig, Zusammenhänge aufzuspüren, die mit der Vergangenheit zu tun haben; aber dies dient nur als Erklärung und zum Verständnis für die vorhandene Ist-Situation. »Weshalb bin ich als Mensch so geworden? Wie bin ich aufgewachsen? Was habe ich für schwierige Situationen erlebt?«

Die Familie ist ein System. Die Herkunftsfamilie, die angeheiratete Familie, die Ahnen, alle haben etwas zu sagen. Heute wissen wir, dass es ein sogenanntes Zellgedächtnis gibt. Sind Traumata und Erinnerungen nicht verarbeitet worden, tauchen diese manchmal sogar noch Generationen später wieder auf. Deutlich wurde dies vermehrt, als die Erfahrungen der Kriegsenkel erforscht wurden. Die Generation, die lange nach dem Ende des Zweiten Weltkriegs geboren wurde, bemerkte an seelischen sowie körperlichen Problemen und Symptomen, dass sie die Last anderer, die einer fremden Person übernommen hatten und nun mit sich trugen. Forschungsarbeiten haben gezeigt, dass die Erlebnisse und Verletzungen der Großeltern, die diese im Krieg gemacht und erfahren hatten und in der eigenen Lebenszeit nicht verarbeiten konnten, nun die Enkelgeneration belastete. Diese negativen, teilweise traumatischen Erfahrungen beeinflussen also weiterhin das System Familie.

Neben einem offensichtlichen Verhaltenscodex gibt es in jeder Familie aber auch versteckte Themen und heimliche Glaubenssätze, über die man nicht spricht. Oft ist es ein Tabu, über Krankheiten, Abtreibung, Selbstmord, Fremdgehen, Missbrauch, Schläge, Vergewaltigungen, Rassismus oder Kriegserlebnisse zu sprechen. **Die Wahrheit** möchte aber ans Licht. Sie will gesehen und anerkannt werden. Denn wenn die Wahrheit ans Licht darf, kann Heilung eintreten.

Schweigen oder Lügen in einer Familie können große seelische Probleme bei einem oder mehreren Familienmitglied(ern) auslösen. Wird dieser Mensch nur als einzelne Person mit einem Problem betrachtet, wirkt er als Symptomträger. Ein Symptom lässt sich aber nicht heilen, wenn Überblick und Verständnis über die Ursachen, das gesamte Problem betreffend, auf das das Symptom nämlich hinweisen will, fehlen.

Wenn aber ein Sinnzusammenhang erkannt worden ist und dies zu einer Offenbarung geführt hat, können sich Symptome in Luft auflösen.

Ein Beispiel: Vielleicht erkennen Sie, dass Sie als Kind immer besonders gefügig waren und Ihre Wut und andere negative Gefühle unterdrückt haben, weil Ihre Eltern sich dauernd stritten. Durch Ihr Bemühen, möglichst keine Probleme zu verursachen, versuchten Sie unbewusst, eine Trennung zu verhindern. Die Verhaltensweise des Schlichtenden hat sich tief bei Ihnen eingeprägt. Es kann sein, dass Sie Ihre Wildheit oder ein Lautsein noch nicht leben.

Oder: Es fällt Ihnen auf, dass Sie immer versucht haben, genau das Gegenteil von dem zu leben, was Ihre Herkunftsfamilie vorgegeben hat – und dass es Ihnen dennoch nicht gelungen ist, innere Freiheit zu erlangen. Vielleicht müssen Sie dann erkennen, dass Ihre bisherige Lebensweise nur eine Trotzreaktion auf die Ihrer Eltern war, aber keine zu Ihnen selbst passende Alternative. Es ist noch keine Auflösung und Ablösung entstanden, etwa: Die

Eltern sind gläubig, ich gehe nicht in die Kirche und lehne die Auseinandersetzung mit der Möglichkeit einer höheren Energie ab.

Oder: In der Herkunftsfamilie war tägliches gemeinsames Essen wichtig; nun, in der vermeintlich freien, neuen Beziehung, nimmt sich jeder, wann und was er will. Geteilte Mahlzeiten werden nicht als eine wunderbare Zeit für Austausch und Gemeinsamkeit angesehen, selbst wenn man nur gemütlich zusammensitzt, einer nicht so viel Appetit hat oder nur etwas trinkt. In dem Bemühen der Abgrenzung kann es also passieren, dass man sich selbst etwas versagt, weil man noch nicht verstanden hat, wie sehr das eigene Handeln von dem Bedürfnis dieser Abgrenzung bestimmt ist.

Oder: Sie kommen aus einer Scheidungsfamilie. Als Kind litten Sie daran, getrennte Eltern zu haben, Auseinandersetzungen über Besuchsrechte und andere Dinge waren traumatisch. Sie sorgen nun dafür, dass Sie keine feste Beziehung eingehen, oder haben erst nach einer eigenen Trennung und einer Krise mit einem neuen Partner die Möglichkeit, die Verbindung zu der traumatischen Situation herzustellen und sich zu »trauen«, einer wirklichen Beziehung Raum zu geben.

Sind diese Zusammenhänge aber offensichtlich geworden und die eigene Absicht erkannt, dann geschieht Heilung.

Ein weiteres wichtiges Beispiel betrifft die Berufswahl: Ein Verwandter oder Vorfahre konnte etwa durch bestimmte Umstände den gewollten und gewünschten Beruf nicht ausüben, nicht das angestrebte Studium antreten. Generationen später kann es jemanden geben, der genau diesen Beruf erlernt. Ist dieser Nachfahre mit dieser Wahl aber wirklich glücklich, folgt er seinem eigenen Antrieb? Oder steht er als Platzhalter für einen verloren gegangenen Wunsch aus vergangenen Zeiten und zweifelt damit immer an dem eingeschlagenen Weg, fühlt sich unausgefüllt und fehl am Platz?

Dies ist ein weiteres Bild, das die energetischen Blockaden, die aufgebrochen werden müssen, beschreibt. Was steckt hinter den eigenen Entscheidungen, was fühlt sich unklar und komisch an? Hier: Was hindert jemanden daran, etwas anderes zu erlernen, in einem anderen Berufszweig zu arbeiten?

Konkret:

Wenn Sie Ihren eigenen Ungereimtheiten auf die Spur kommen wollen, ist es sinnvoll, auf Ihre Gefühle und Gedanken, Träume und Wiederkehrendes zu achten. Was fällt Ihnen auf, wann tauchen irritierende oder traurige Gefühle auf?

Diese Sinnsuche, die Erkenntnis von Zusammenhängen, beschreibt die systemische Herangehensweise sehr gut. Offene Gespräche wirken sehr erleichternd. Das hat wahrscheinlich jeder Mensch schon am eigenen Leib erlebt. Wenn etwas bis dahin Unaussprechliches ausgesprochen oder angesprochen wird, wenn man trotzdem noch liebgehabt und geschätzt wird, wächst ein großartiges Gefühl von Befreiung und Freiheit. Die Lösung offenbart sich. Die oben genannten Beispiele von Zusammenhängen in Systemen sind nur einige von vielen, die Sie in Ihrer eigenen Welt vergleichen oder hinterfragen können.

Einen Weg zu finden, der stimmig ist, zu einem passt, ist eine Aufgabe, die uns lebenslang begleitet. Dazu gehört es, immer wieder zu überprüfen, ob Rituale und Traditionen, die bisher in der Familie gelebt wurden, noch richtig sind. Das Puzzle »System« darf immer wieder neu und bewusst zusammengesetzt werden.

Nun geht es ganz praktisch weiter

In der systemischen Beratung wird Wert darauf gelegt, seiner eigenen Weltsicht und den daraus resultierenden Glaubenssätzen auf die Spur zu kommen. Dieser Ansatz kann große Fortschritte in Ihr System bringen. Denn viele unserer unbewussten Überzeugungen können für Probleme, Streit oder Konfusionen verantwortlich sein. Durch das Erkennen der eigenen Glaubenssätze und Überzeugungen ist ein besseres Verständnis der eigenen Persönlichkeit möglich.

Paarberatung nach einer Geschlechtsumwandlung

Ein Paar kommt in die Beratung. Der Mann war bis vor kurzem eine Frau. Beide hatten Schwierigkeiten, mit dieser neuen Situation umzugehen. In den neuen Rollen gab es auf einmal andere Bedürfnisse und Prioritäten als zuvor. Den Wandel aktiv und neugierig zusammen zu erleben, war bis jetzt zu kurz gekommen. Das Zulassen von eigener Genderrealität, Freude und Achtsamkeit in die neue Beziehung einzubringen, mit hoher Konzentration und Vorsicht vorzugehen und sich nicht unter Druck zu setzen, schien hier ein guter Ansatz zu sein.

Lösung:

Die Erkenntnis, dass die neue Beziehung und das gesamte Sein fragil war, befreite aus dem Streitkontext. Es war ein Neuanfang, der auch als solcher gelebt werden durfte. (Drei Termine)

Glaubenssätze, Affirmationen und sich selbsterfüllende Prophezeiungen

Glaubenssätze sind Überzeugungen und Meinungen, die unsere oft unbewussten Lebensregeln widerspiegeln.

Glaubenssätze repräsentieren Ihre Einordnung in der Welt. Sie beschreiben Antworten auf Fragen, die das Leben betreffen, und die Sie sich selbst gegeben haben. Sie bilden Ihre Wirklichkeit ab:

- »Wenn X passiert, dann muss ich so reagieren ...«
- Oder: »So ist das eben ...«
- Und: »Ich bin / ich habe / ich kann (nicht) ...«

Diese Sätze werden durch wiederholtes Denken immer wahrer, oftmals bilden sie Beschränkungen und Hemmnisse, die Sie an Ihrer Entwicklung hindern. Glaubenssätze werden auch im Familiensystem weitergegeben. Manche begleiten Sie ein Leben lang.

Eine Überprüfung Ihrer eigenen, wirklichen Überzeugungen kann daher sehr kraftvoll sein und bietet machtvolle Ablösungsmöglichkeiten. Selbstlügen können aufgedeckt werden, denn Lügen, die vielleicht im Familiensystem versteckt sind, tauchen in dieser oder einer anderen Form immer wieder auf. So ist es vorstellbar, dass Sie ein Leben leben, das gar nicht zu Ihnen passt, ohne dass Sie sich dessen bewusst sind. Dieses Nichtbewusstsein kann wiederum zu psychischen Problemen, Krankheiten, Trennungen und weiteren Lebensbrüchen führen.

Glaubenssätze können uns aber auch beeinflussen, weil wir sie immer wieder denken. Zu dieser Art gehören die »So ist das eben«-Varianten:

- »Männer sind schwierig.«
- »Frauen können nicht einparken.«
- »Kleine Kinder schreien viel.«
- »Afrikanerinnen bekommen zu viele Kinder.«
- »Ich bin nicht rassistisch, aber ...«
- »Liebe muss verdient werden.«
- »Ein Klaps auf den Po hat noch keinem geschadet.«
- »Ich kann nicht gut ...«
- »Wenn ich in den Regen komme, erkälte ich mich sowieso.«

Diese Einstellungen können bewusst und relativ einfach erkannt und bearbeitet werden. Denn wenn Sie feststellen, dass Sie sich mit diesen Annahmen beschränken und hemmen, können Sie eine neue, eigene Weltsicht zulassen und sich damit selbst öffnen und befreien.

Eine andere Variante sind die sich selbst erfüllenden Prophezeiungen, die so aufgebaut sind: »Wenn das Projekt jetzt nicht klappt, dann wird es nie etwas mit meiner Selbstständigkeit.« Oder: »Ich kriege sowieso Corona.« Und dann geschieht genau das. Die häufig pessimistischen und abwertenden Glaubenssätze können wahr werden, weil man durch sie sich selbst und dem Umfeld vermittelt, dass etwas Negatives erwartet wird. Oft sind Widerstände und eigene Hemmnisse hinter diesen Überzeugungen zu erkennen. Stellen Sie sich die Frage: »Was hindert mich daran, an einen guten Ausgang zu glauben?« So werden Sie etwas Wichtiges über sich selbst herausfinden.

Was hindert Sie etwa daran zu glauben, dass Sie gesund bleiben? Antworten könnten zum Beispiel sein: »Weil ich zu viel rauche«, »Weil ich zu selten spazieren gehe«, »Weil ich keinen Sport mache, ist mein Immunsystem nicht besonders gut«. Diese Antworten zeigen Ihnen Möglichkeiten auf, Eigenverantwortung zu übernehmen. Sie dürfen aktiv für Ihr Wohl sorgen. Sportlich aktiv sein, heißt nämlich nicht nur, im Fitnessstudio rumzuturnen. Es kann auch viel Freude bringen. Sie müssen nur das Richtige für sich finden, und wenn das ein Fitnessstudio ist, dann ist das in Ordnung. Aber vielleicht gibt es auch andere Arten der Bewegung, die Ihnen leichter fallen? Manchen hilft die Abwechslung. Mal Radfahren, mal schnell gehen, mal schwimmen, mal

Qigong. Andere lieben es, jeden zweiten Tag eine kurze Yogasession einzulegen. In Bewegung zu kommen ist sehr hilfreich und hebt die Stimmung.

Auf die gleiche Weise können Sie andere Hemmnisse, die Sie durch das Hinterfragen der eigenen Glaubenssätze aufgedeckt haben, bearbeiten. Durch den Einsatz Ihrer Kreativität und Neugier finden Sie neue Wege für sich. Denn das achtsame Umpolen dieser Sätze wird eine wichtige und fröhliche Übung sein.

Affirmationen sind freudvolle und sinnbringende Beschützer/innen für Ihren Alltag. Sie helfen Ihnen dabei, Ihre neu gefundenen Glaubenssätze in positiver, andauernder Versicherung sich selbst gegenüber wahr und bewusst zu erfahren. Sie verändern durch tägliches mehrmaliges Wiederholen, laut oder leise, Ihre bewusste Einstellung. Sie helfen, Stabilität und Sicherheit im Alltag zu erfahren.

Affirmationen bejahen das Leben:

- »Ich bin froh und dankbar, am Leben zu sein!«
- »Ich bin und bleibe gesund!«

In der Praxis:

Nehmen Sie sich vor, über einige Wochen Ihre Glaubenssätze und Überzeugungen zu hinterfragen. Dafür notieren Sie in einem Notizbuch die Glaubenssätze und Überzeugungen, die Sie prägen. Denn wenn Sie sich einmal vorgenommen haben, sich darauf zu fokussieren, werden Ihnen schnell immer wieder solche Dinge auffallen – Dinge, die Sie immer als feststehend empfunden haben und die Sie auf einmal hinterfragen, Denkmuster, die immer wieder auftreten, wenn etwas Bestimmtes passiert.

Schwieriger ist es, Glaubenssätze aufzudecken, die intransparent, geheim oder unbewusst vorhanden oder sogar vererbt worden sind.

Ein Beispiel:

Die Oma mag das eine Enkelkind lieber als das andere, sie zieht das sportlich aktive gegenüber dem stillen, eher zurückgezogenen Kind unbewusst vor. Eines Tages schafft es das stille Kind nicht, selbst geschickt auf die Schaukel zu klettern. Es verheddert sich bei dem Versuch, während das ältere Geschwisterkind ohne Probleme bereits schaukelt. Die Oma kommt unwillig zur Hilfe und brummelt: »Du bist schon ein steifer Bock, Kind, ganz unsportlich.« Das Kind übernimmt diese Überzeugung und wird sie im Sportunterricht dauerhaft bestätigen – bis es auszieht, in einer anderen Stadt als die Herkunftsfamilie wohnt und eigene, neue Erfahrungen machen kann. Schon in der zweiten Yogastunde werden der bis dahin »Unsportlichen« Erfolge attestiert. »Du bist ja gelenkig«, heißt es nun. Und die Erfolge werden immer mehr. Der (nicht bewusste) Glaubenssatz, unsportlich zu sein, hat sich aufgelöst durch aktives Tun und Erfahren von Veränderung. Der neue Glaubenssatz heißt von jetzt an: »Ich bin eine gelenkige, sportlich aktive Frau, die Spaß an Bewegung hat.« Und erfüllt sich. Nach einiger Zeit ist diese neue Affirmation nicht mehr nötig. Sie braucht nicht mehr täglich gesagt und gedacht zu werden, denn sie ist in das System des eigenen Seins eingegangen.

Glaubenssätze ziehen an, was man glaubt. Deshalb können Sie Ihre eigene Realität erschaffen. Sie werden sich bewusst, was Sie denken oder bis jetzt gedacht haben. Fragen Sie sich: »Warum denke ich das eigentlich?« Ein Nachforschen ist spannend!

Das positive Andenken und Wiederholen einiger Sätze wird auch als Powerthought bezeichnet; kraftvolle Gedanken, die Ihre bis jetzt verschütteten Wünsche und Hoffnungen sowie neue Überzeugungen in die tägliche Routine aufnehmen. Sie bekommen Kraft in das eigene System, Sie werden selbstbewusster!

Wichtig für eine Neuorientierung ist, dass die versteckten, geheimen Glaubenssätze aufgedeckt und aufgelöst werden.

Praktische Umsetzung

Fragen Sie Ihnen nahestehende Personen, was diese über Sie denken. Was, so meinen andere, sind die Glaubenssätze, die Sie beeinflussen? Sie können sicher sein, die ein oder andere für Sie überraschende Antwort zu erhalten. Ein Nebeneffekt dieser Übung ist, dass Sie erfahren, wie Sie von anderen gesehen werden.

Schreiben Sie die Glaubenssätze Ihrer Eltern und Großeltern auf. Dabei fällt Ihnen bestimmt auf, dass Sie einige dieser Überzeugungen übernommen haben – und sicher entdecken Sie Überraschendes. Mit dieser Übung finden Sie eine Fährte, eine Spur, die Sie ins Unterholz Ihrer Überzeugungen führt.

Je öfter Glaubenssätze gedacht wurden, desto tiefer haben sie sich schon eingeprägt. »Ich werde nicht gesehen«, »Meine Meinung bedeutet nichts«, »Mir hört ja sowieso keiner zu«, »Ich habe nichts Richtiges gelernt, da kann ich auch kein Geld verdienen« sind solche Beispiele.

Auch mit diesen Glaubenssätzen können Sie sich aktiv beschäftigen, wenn Sie die Frage stellen:

»Was hält mich davon ab ...?«

– etwa mein Abitur nachzuholen oder eine berufsbegleitende Fortbildung zu belegen? Oder klar und deutlich meine Meinung zu sagen?

Die Antwort ist oft: **Ich selbst bin es ...**

Wenn Sie nach einigen Wochen manche Ihrer Glaubenssätze identifiziert haben, dann gehen Sie diese bewusst durch. Überlegen Sie konkret, welchen Glaubenssatz Sie ablegen wollen. Diesen hinterlegen Sie dann auf einen Zettel – und so verfahren Sie nach und nach weiter mit jedem Ihrer Glaubenssätze, sodass Sie einen nach dem anderen bearbeiten können.

Nun schreiben Sie zu Ihrem aktuellen Glaubenssatz auf, wie Sie diesen überwinden könnten. Was hindert Sie daran, gesehen zu werden? Wie können Sie Ihre Meinungen besser ausdrücken? Was können Sie tun, um endlich doch etwas für Sie Richtiges zu lernen, etwas, das Ihnen Spaß macht und Erfüllung bringt? Wie sehen die nächsten Schritte aus, um eine geeignete Fort- und Weiterbildung angehen zu können?

Und für jeden Glaubenssatz, den Sie los werden wollen, sagen Sie laut und bewusst:

> **»Hiermit nehme ich von dir Abschied. Ich will dich nicht mehr sehen, fühlen, sprechen.«**

Dann verbrennen Sie den alten Satz, den Sie auf einen Zettel geschrieben haben. Manchmal reicht es auch aus, die aufgeschriebenen Sätze in den Müll zu werfen oder das Blatt zu zerreißen.

Jetzt gilt es, die alte Überzeugung durch eine neue auszutauschen. Entscheiden Sie sich bewusst für einen neuen Glaubenssatz. Schreiben Sie diesen neuen Satz auf einen Zettel und legen Sie ihn in ihren Nachttisch oder sichtbar auf den Schreibtisch. Wiederholen Sie den Satz in der nächsten Zeit mindestens einmal, besser mehrmals am Tag laut. Denn genau das ist eine Affirmation:

- »Ich kann, darf und werde frei und erfolgreich sein zum Wohle meines Ganzen.«
- »Ich begegne der Welt mit Offenheit, hier bin ich sicher.«
- »Ich lasse anderen die Freiheit zu sein, wer sie sind – und muss sie trotzdem nicht mögen.«
- »Ich bin und bleibe gesund.«
- »Ich bin ein erfolgreicher Mensch.«
- »Ich bin mir meiner Kraft und Energie bewusst und nutze diese zum Wohle aller.«

Ihre Affirmationen, die Sie sich passend aussuchen und erarbeiten, begleiten Sie nun so lange, bis sie sich eingelöst haben. Dann können Sie sich eine neue Affirmation suchen, wenn es denn nötig ist.

Sollte ein Glaubenssatz Sie hartnäckig weiterhin behindern und verfolgen, ist eine Familienaufstellung oder eine kinesiologische Beratung sinnvoll. Dort wird mit Energien und Biofeedback gearbeitet.

Schuldgefühle nach Suizid des Sohnes

Eine Frau lebte in einer Beziehung, in der beide Partner über Jahre versuchten, den Selbstmord ihres Sohnes zu verarbeiten. Nun schien die Partnerschaft zu zerbrechen. Die Mutter hatte das Gefühl, an dem Selbstmord des Sohnes Schuld zu sein.

Lösung:

Der Schlüssel zu ihrer Heilung war, dieses Gefühl nicht mehr zu tabuisieren. Der Sohn hatte sich als Erwachsener umgebracht, er hatte eine Drogenabhängigkeit hinter sich.

Die Möglichkeit, Erlebnisse mit dem Sohn noch einmal zu beleuchten, sich zu erinnern und mit einer neutralen Person sprechen zu können, wirkte erleichternd. Weinen und Trauern noch einmal zuzulassen mit einem Gegenüber, einem Zeugen, und darin bestärkt zu werden, nicht schuld zu sein, brachte ein Wiedererwachen und Erstarken mit sich. Die Klientin ging mit der Gewissheit in ihr weiteres Leben, dass sie das Recht hat, glücklich weiterzuleben – trotz des tragischen Verlusts in der Vergangenheit. Sie durfte noch einmal ihr Muttersein anschauen und überprüfen, ob bewusste Vernachlässigung oder sonstige Verfehlungen in der Erziehung zu dem Drogenkonsum geführt hatten. Dem war nicht so. (Neun Termine)

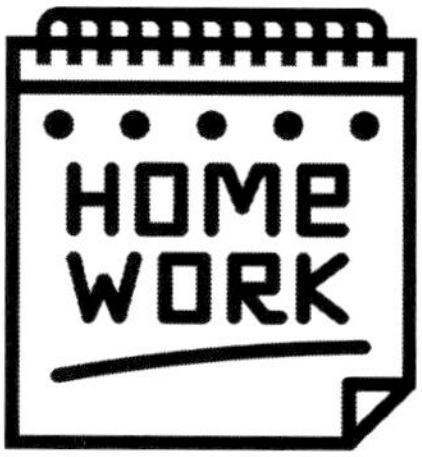

Hausaufgaben

Die Hausaufgaben sind als Anregungen zum Selbsterkennen gedacht.

Auf den folgenden Seiten erhalten Sie Anstöße, die Ihnen dabei helfen werden, sich auf eine neue Weise kennenzulernen. Nehmen Sie sich jeden Tag etwas Zeit für die Bewältigung einer Aufgabe. Was Sie dafür brauchen? In erster Linie Konzentration und eine energetische Sensibilisierung auf sich selbst. Stimmen Sie sich mit einer Meditation oder einem Moment der Stille ein. Vielleicht nutzen Sie auch eine Qigongübung aus diesem Buch dafür. Versuchen Sie, soweit es möglich ist, jeden Tag eine Aufgabe zu bearbeiten. Vielleicht fällt es Ihnen zu Beginn schwer, überhaupt anzufangen, eine Antwort auf die Frage, wer Sie denn eigentlich sind, zu finden.

Solche Anfangsschwierigkeiten sind normal und sie sind dem stetigen Wandel geschuldet, dem wir heute ausgesetzt sind. Unsere Zeit ist so schnelllebig, dass es leicht ist, den Kontakt zu sich zu verlieren. Der Anstoß für eine neue Beschäftigung mit sich selbst kann von außen oder von innen kommen. Um auch dabei zu bleiben, den Dingen wirklich auf den Grund zu gehen, ist ein tägliches, diszipliniertes Arbeiten an den Fragen, die uns beschäftigen, gerade zu Beginn wichtig. Durch die Routine werden Sie daran gewöhnt, mehr mit sich zu sein und diese Zeit zu nutzen. Diese Hausaufgabenarbeit wird, sobald sie Teil Ihres Alltags geworden ist, immer mehr Freude mit sich bringen.

Praktische Umsetzung

Die Aufgabe besteht für Sie darin, herauszufinden:

Wer bin ich und was macht mich in meiner jetzigen Lebensphase aus?

In diesem Absatz werden Sie als aktive Person direkt angesprochen, deshalb wird die Ichform gewählt.

- Ich fange an, in mein neues Heft zu schreiben. Ich fange an, mich zu beschreiben.
  (Seien Sie ganz konkret: »Ich heiße ..., ich bin ... Jahre alt. Ich mag dies, jenes kann ich nicht ausstehen.«)
- Ich lerne mich auf unterschiedlichen Wegen neu kennen.
- Wer bin ich in dieser Zeit, in diesem Moment, in dieser Nacht?
- Ich darf mich neu kennenlernen. Vielleicht merke ich: So genau kenne ich mich gerade gar nicht.
- Früher mochte ich immer ... Jetzt trifft dies nicht mehr zu.
  (Diese Frage kann eine Veränderung, die vielleicht unbemerkt stattgefunden hat, beleuchten.
  Das neue Kennenlernen darf beginnen.)

Im Folgenden finden Sie Aufgaben, die sich mit verschiedenen Themenschwerpunkten befassen:

- Lebenszufriedenheit
- Partnerschaft, Kinder, soziale Kontakte
- Kreativität und Spiritualität
- Ängste und Sorgen
- Tod und Sterben
- Gesundheit und Wohlbefinden
- Wer bin ich?

Wählen Sie zur Bearbeitung den Schwerpunkt aus, der bei Ihnen derzeit vordringlich ist. Die aufgeworfenen Fragen sollten Sie schriftlich beantworten, am besten in einem eigens dafür vorgesehenen Notizbuch.

Lebenszufriedenheit

Früher war ich glücklich und zufrieden, wenn ....

1 ich im See geschwommen bin.

Notieren Sie mindestens fünf zutreffende Aussagen, die dem oben genannten Beispiel entsprechen.

Nun gehen Sie die Punkte, die Sie notiert haben, durch und prüfen Sie, ob die getroffene Aussage auch heute noch stimmt. Welche Übereinstimmungen und Diskrepanzen gibt es zwischen Ihrer ersten und Ihrer zweiten Aufstellung? Notieren Sie diese und beschreiben Sie sie genauer.

Weitere Fragen, die Sie sich im Themenschwerpunkt Lebenszufriedenheit stellen und beantworten können:

- Was würde ich tun / arbeiten, wenn ich finanziell abgesichert wäre?
- Wo gehen meine Sehnsüchte immer wieder hin?
- Was sind meine Grundbedürfnisse? (Ohne .... kann ich nicht (gut) leben.)
- Was gibt mir Sinn und Halt? (Ruhig ausführlich bearbeiten.)
- Liebe ich mich selbst? Wenn nein, was mag ich nicht an mir?
- Gibt es jemanden in der Familie, der mir ähnlich ist?
- Was mag ich an mir?
- Gab es eine Zeit, in der ich mich gemocht oder gar geliebt habe?
- Welcher Energietyp bin ich? Nehme ich Stimmungen wahr? Bin ich sensibel, sensitiv?

Partnerschaft, Kinder, soziale Kontakte

Mit folgenden Fragen können Sie sich beschäftigen, wenn bei Ihnen der Themenschwerpunkt Partnerschaft, Kinder, soziale Kontakte besonders bedeutsam ist:

- Habe ich soziale Beziehungen, die Freude machen? Sind diese ausgeglichen? Ist in ihnen Geben und Nehmen im Einklang?

- Erlebe ich mich als Erschaffer(in) meiner Realität?
  (Oder bin ich in Abhängigkeiten zu ....?)
- Bin ich in der Welt angekommen?
  Was tue ich für die Welt?
- Engagiere ich mich für das Gemeinwohl? Helfe ich jemandem?
- Kann ich anderen etwas gönnen? Wenn nein, warum nicht? Was hindert mich daran?
- Bin ich im Frieden mit meinen nächsten Verwandten? Wie habe ich das erreicht? Wenn nein: Was ist zu tun? Woran liegt die Diskrepanz? Wer kann mich bei einer Veränderung unterstützen?
- Was gebe ich meinen Nachfahren mit? Wissen diese von meinen Werten und Normen? Habe ich mich bis jetzt offen gezeigt und mitgeteilt?

Wenn die Antwort auf diese Frage Nein ist, dann können Sie etwas verändern, indem Sie sich mit den folgenden Fragen beschäftigen:

- Wie kann ich mit Kreativität und Freude den Kontakt stärken? Was sind meine Talente, die ich bis jetzt noch nicht weitergegeben habe?
  (Kartenspiele, Spiele, Lieder singen, Musik machen, Geschichten erzählen, den Walzertanzschritt zeigen, Fotos rauskramen, vom Opa erzählen ...)

Kreativität und Spiritualität

Für den Themenschwerpunkt Kreativität und Spiritualität stellen Sie sich folgende Fragen:

- Lebe ich meine Spiritualität / Kreativität?
- Woran glaube ich wirklich? Fühle ich mich mit etwas Höherem verbunden?
- Nehme ich mir stille Phasen zur inneren Einkehr? Bin ich dann zufrieden?
- Was bedeuten Esoterik und Spiritualität für mich?
- Glaube ich an außergewöhnliche Dinge?
- Muss für mich alles wissenschaftlich bewiesen werden?
- Glaube ich an Wiedergeburt?

Ängste und Sorgen

Wenn Sie sich mit Ihren Ängsten und Sorgen auseinandersetzen wollen, fragen Sie sich:

- Was macht mir Angst?
- In welchen Situationen fühle ich mich unwohl / bedrängt? Was tue ich in einer solchen Situation?
- Kann ich weinen, fließen meine Emotionen? (Wenn man mehre Monate nicht geweint hat, kann eine emotionale Blockade vorliegen. Es ist wichtig, lachen und weinen zu können.)

- Habe ich wiederkehrende, immer wieder kreisende Gedanken?
- Wie fühlen sich depressive Phasen an? Tauchen Fragen auf? Gehe ich diesen Fragen nach?
- Wache ich morgens mit Freude auf den Tag und munter auf oder habe ich keine Lust aufzustehen?
  (Wenn letzteres zutrifft, dann kann dies ein Hinweis auf eine depressive Phase sein. Es ist gut, sich dann schnell Unterstützung zu suchen.)

Tod und Sterben

Elisabeth Kübler-Ross bemerkte in ihrer Tätigkeit als Ärztin eine allgemein große Scheu, mit sterbenden Menschen zu sprechen. Ein Gesprächsangebot ihrerseits erlebte sie hingegen als durchweg positiv. Dabei fand sie heraus, dass viele Menschen noch etwas auf dem Herzen haben und sich mit Ungetanem und Ungesagtem quälen. Aus diesen Erfahrungen entstand die Hospizbewegung. Am wichtigsten erscheint dabei das Respektieren des vergangenen Lebens und das ruhige Zuhören. Familienmitglieder leiden manchmal mehr an dem bevorstehenden Abschied als der Sterbende selbst. Deshalb sind Gespräche mit Fremden erleichternd.

Die Erfahrungen zeigen auch, dass unerledigte Dinge für die Menschen häufig quälend sind.

Aus der Beratungsarbeit:

Bei einer Konsultation in einem Altersheim erzählte mir ein wirklich alter Herr von seinen Kriegserlebnissen.

Am Ende unseres Gesprächs sagte er: »Ich werde das nächste Mal nicht mehr wissen, wer Sie sind und was ich Ihnen erzählt habe, aber kommen Sie gerne wieder.«

Für die Beschäftigung mit dem Themenschwerpunkt Tod und Sterben beantworten Sie die folgenden Fragen:

- Wenn ich auf mein Leben zurückblicke, welche Dinge würde ich zurücknehmen wollen? Kann jetzt noch etwas getan werden, um Ungelöstes aufzulösen?
- In welcher Situation, in der ich bislang geschwiegen habe, würde ich jetzt meine Meinung sagen?
- Habe ich mir etwas vorzuwerfen?

- Kann ich mir meinen eigenen Tod in Frieden vorstellen?
- Wo will ich beerdigt werden? Wer soll zu meiner Beerdigung kommen? Wie soll die Feier konkret aussehen?
- Wie möchte ich meine letzten Stunden verbringen?
- Was will ich, bevor ich sterbe, unbedingt erlebt, noch getan haben?
- Wie möchte ich sterben? Ist Sterbehilfe, wie sie in Deutschland seit 2020 erlaubt ist, eine Option für mich, wenn ich unheilbar krank werden sollte?
- Woran glaube ich, was wird nach dem Tod geschehen?
- Wenn ich mein Leben noch einmal leben könnte, was würde ich dann tun und erreichen?
- Welche schönen Situationen und befriedigenden Entwicklungen sind mir zuteil geworden?
- Muss ich noch etwas klären, mich bei jemandem entschuldigen?
  (Diese Frage darf man sich immer wieder stellen, man muss nicht erst ein bestimmtes Alter erleben, um Dinge in Ordnung bringen zu können.)

Gesundheit und Wohlbefinden

Um Ihrer Gesundheit und Ihrem tatsächlichen Wohlbefinden auf den Grund zu gehen, fragen Sie sich:

- Habe ich körperliche Symptome, die in Abständen immer wieder auftauchen? Was genau ist in dieser Zeit los?
  (Einladungen, Besuche, Prüfungen, Abgabetermine, eine bestimmte Art Stress, keine Ablenkung, Einsamkeitsgefühle ...)
- Nehme ich mir regelmäßig Auszeiten und kreative Pausen?
  (Wenn nein, wie könnten diese eingebaut werden?)
- Übernehme ich Selbstverantwortung für meine Gesundheit? Was genau tue ich für mich? Ist das ausreichend? Fühle ich mich wohl?
- Sorge ich für intensive Naturerlebnisse, und zwar mindestens zweimal zwei Stunden in der Woche?
- Schlafe ich gut und genug?
- Achte ich auf die Signale meines Körpers? Spüre ich, wann es Zeit ist fürs Essen, die Couch, Sport, Meditation ...?
- Tauchen körperliche Symptome auf, habe ich Vorwahrnehmungen? Bekomme ich etwa immer eine Erkältung, wenn ich bemerke, dass bei einem befreundeten Paar etwas schief läuft? Oder bekomme ich immer einen Furunkel, wenn ein Geburtstag ansteht, bei dem Stress vorprogrammiert ist?

Herausforderung Hochsensibilität:

Wenn Sie die letzte Frage im Schwerpunkt Gesundheit und Wohlbefinden mit Ja beantwortet haben, dann ist es sinnvoll, sich mit dem Thema Hochsensibilität auseinanderzusetzen. Hochsensible Menschen (High Sensitive Person) nehmen ihre Umwelt intensiver wahr. Sie haben aber durch die Fülle der Informationen und Emotionen, die sie ständig aufnehmen, ein anderes Bedürfnis nach Rückzug und Stille. Können andere unbeschwert sieben Stunden auf Partys oder Geburtstagen feiern, reicht es Hochsensiblen schon nach zwei oder drei Stunden und es rächt sich, wenn sie ihre Grenzen nicht achten. Hochsensible haben eine andere Wahrnehmung von Gerüchen, Lärm, Abstand.

Wer bin ich?

Wenn Sie die Aufgaben der vorangegangenen Themenschwerpunkte bearbeitet haben, dann wissen Sie schon viel mehr über sich, wenn Sie nach Ihrer Lebensgeschichte gefragt werden. Authentizität erreichen Sie, wenn Sie wissen, wer Sie sind. Dazu muss man Fragen beantworten können wie:

- Was habe ich zu bieten, worauf bin ich stolz?
- Was habe ich schon alles geleistet und erlebt?

Erzählen Sie anhand der folgenden Anregungen Ihre eigene Geschichte. Schreiben Sie sie auf. Sie kann wie eine Fabel, ein Märchen oder ein Zeitungsartikel aufgebaut sein. Sie sind der kreative Pol, um den sich Ihr Leben dreht.

Meine herausragenden Merkmale sind:

- Ich kann gut / schlecht zuhören.
- Ich bin (k)ein/e große/r Redner/in.
- Ich bin hochsensibel.
- Ich bin tolerant.
- Ich bin neugierig.
- Ich bin interessiert an ...
- Ich reise gern und entdecke ....
- Ich bin ein Familienmensch, ich fühle mich wohl, wenn ...
- Ich bin gern allein. Menschen treffe ich zum ...
- Ich meditiere gern.
- Ich mache Sport, und zwar ...
- Ich bin kreativ ...
- Ich bin bodenständig und realistisch.
- Ich habe ein starkes Sicherheitsbedürfnis.
- Ich bin ein/e Genießer/in bei ...
- Ich bin schüchtern. Das ist nicht so toll, wenn ... / Das ist gut, denn deshalb ...
- Ich bin großzügig.
- Ich kann meine Gefühle ausdrücken, sowohl Freude als auch Schmerz.
- Ich erlebe mich als aggressiv und schnell auf 180.
- Welche Merkmale habe ich noch? Was macht mich einzigartig?

Das Selbst verändert und entwickelt sich immer wieder im Laufe des Lebens. Deshalb können Sie diese Hausaufgaben in regelmäßigen Abständen wiederholen und so ganz bewusst ergründen, was sich verändert hat. Erstellen Sie Ihr Update-Ich und fragen Sie sich dabei auch, worauf Sie stolz sind. Lesen Sie außerdem einmal in der Woche Ihre bisherigen Aufzeichnungen durch. Was fällt Ihnen dabei auf? Mögen Sie das, was Sie über sich herausgefunden haben, oder sind Sie sich bei bestimmten Dingen fremd? Nutzen Sie Ihr Notizbuch, um sich über die Anregungen in diesem Kapitel hinaus eigene Fragen zu stellen.

Sie haben einen Prozess angestoßen, der Selbstreflexion ermöglicht. Tauchen auf einmal weitergehende Fragen auf, kann es helfen, Bücher zu diesen Themen zu lesen, im Internet zu stöbern, das Gespräch zu suchen. Vielleicht versuchen Sie es auch einmal mit Qigong oder Malen?

Ein Erfahrungsbericht, wie die Hausaufgaben der kreativen Kurzzeittherapie weitergeführt werden können:

Radiosender mit nervigem Programm – so lassen sich meine Gedanken an manchen Tagen beschreiben. Ich habe den Sendern Namen gegeben: Radio schlechtes Gewissen, Radio Scham und Radio Angst. Meine Gedankenströme lassen sich leider nicht mit einem Regler dimmen, sie suchen sich ihren Weg, ohne dass ich sie bemerke, aber sie wirken. Wie die Musik beim Zahnarzt, die ich kaum wahrnehme, die mich aber dennoch nervt.

Ich habe mir angewöhnt, mich morgens gleich nach dem Aufstehen wieder mit einer Tasse Tee ins Bett zu setzen und zu schreiben. 10 Minuten lang, ohne Unterbrechungen, und wenn nichts kommt, dann schreibe ich genau das. Ich versuche, die gesamte Bandbreite meiner Sender zu durchlaufen und höre genau hin. Ich lese nicht, was ich geschrieben habe, ich versuche, die Sender genau einzustellen und hinzuhören. Manchmal lasse ich mich ablenken.

Durch die Frage »Was höre ich?« komme ich immer wieder zu mir zurück. Nach 10 Minuten formt sich immer ein Satz, der mich mit einer Haltung versieht, die den Blick auf den Tag bestimmt.

Ich spüre, wie mein Atem weiter wird und sich der Klangteppich in meinem Kopf gelöst hat.

Weitere 10 Minuten verbringe ich mit den Hausaufgaben »Ich erinnere mich«, in diesen Tagen inspiriert von Doris Dörrie, die täglich neue Erinnerungsanlässe per Instagram anregt. Wenn ich 10 Minuten meinen Erinnerungsketten gefolgt bin, habe ich wieder einen Satz gefunden, der den Tag gut beginnen lässt, und das Gefühl erhalten, mir Luft zum Atmen verschafft zu haben. Ich schreibe kein Tagebuch und wälze keine Gedanken, ich stelle mir nur Fragen: »Wie heißt das Gefühl, mit dem ich aufgewacht bin? Wo fühle ich es? Was nehme ich wahr?« Ich habe noch nie gelesen, was ich geschrieben habe, ich habe keine analytischen Prozesse aufgeschrieben, nichts reflektiert, nur der lärmenden Kulisse meiner Gedanken gelauscht und durch das Aufschreiben eine ruhige Weite in meinen Gedanken geschaffen, die mich gut in den Tag starten lässt.

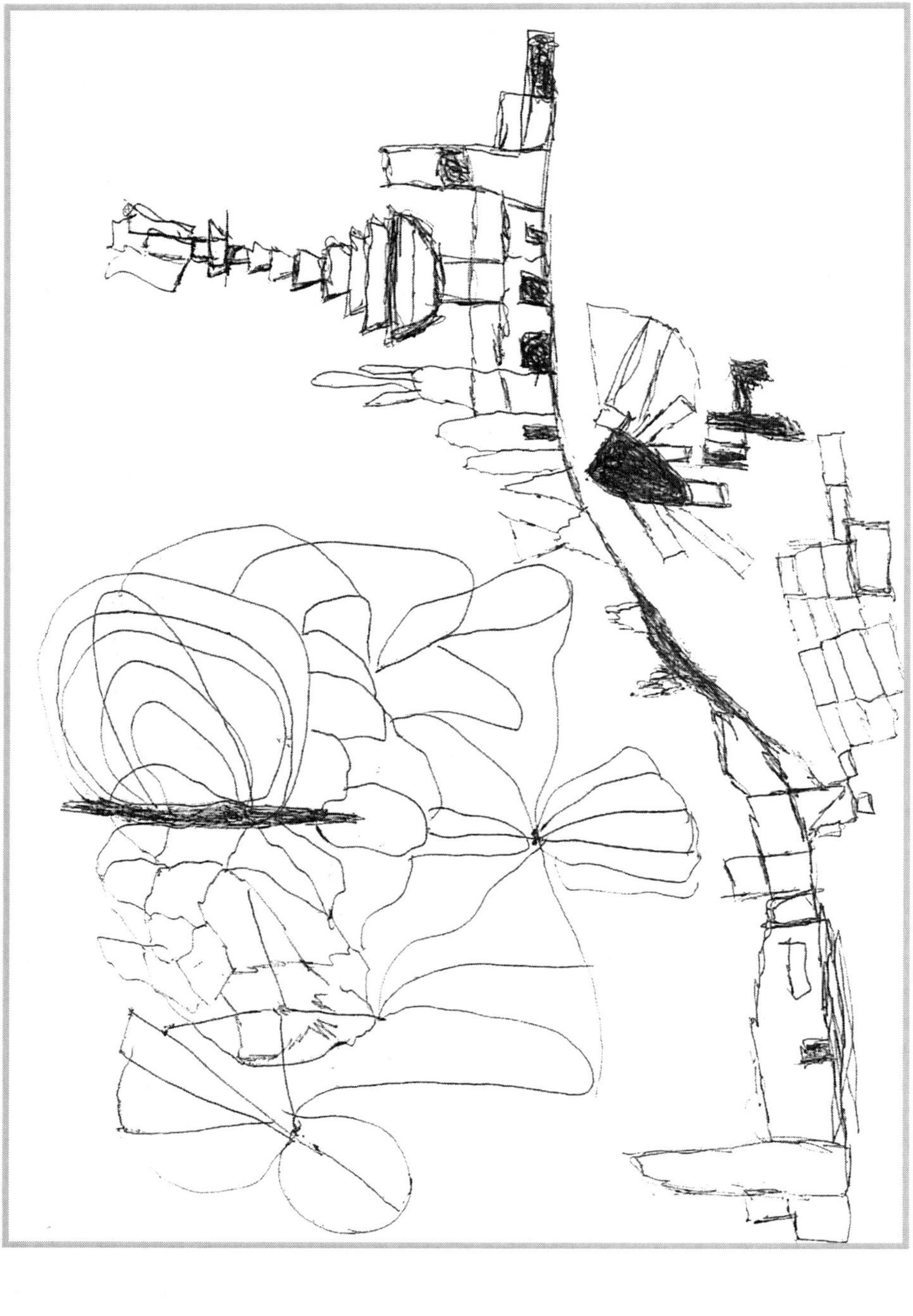

Kreatives Zeichnen – Malen

Jede(r) kann es, auch wenn wir das selbst oft nicht glauben. Malen: Strichmännchen, Blumen, Himmel und Häuser kritzeln.

Sich gestalterisch auszudrücken ist ein Grundbedürfnis. Ein Zugang zur inneren Welt kann über die Beschäftigung mit eigenen Bildern gefunden werden. Innere Prozesse werden über Farben ausgedrückt und unbewusste Konflikte sichtbar gemacht.

Schon als Kleinkinder, bevor die Sprache uns erreicht, kommunizieren wir ohne Worte und denken in Bildern. Als Erwachsene können wir auf diese Fähigkeiten zurückgreifen. Wenn Sie das Malen bewusst einsetzen, um sich selbst zu ergründen, gibt es niemand anderen, der Sie oder Ihren kreativen Output bewertet. Sie können also ganz frei loslegen. Denn die Bewertung eigener Kunstwerke und die damit einhergehende Kritik, die die meisten von uns in der Schule erfahren haben, nahmen auch vielen die Freude an der freien Gestaltung. Mit den nachfolgenden Aufgaben bleiben Sie aber in einem geschützten Raum. Sie dürfen sich ganz ohne Hemmungen ausprobieren. Holen Sie einfach mal Buntstifte oder einen Tuschkasten hervor und lassen Sie Ihre Kreativität von Ihrer Neugierde treiben. Denn sicher sind Sie darauf gespannt, was Sie durch das Malen über sich herausfinden können.

Malen, Zeichnen, Kritzeln – was auch immer Sie tun, alle Aktivitäten bieten eine hervorragende Möglichkeit, Ihr Unbewusstes zu erschließen. In unserem modernen Alltag stehen der Kopf, die Logik und die Idee von Kontrolle im Vordergrund. Aber dennoch haben wir Anteile in uns, die bunt oder beängstigend erscheinen oder verdrängt wurden, die mitunter gut versteckt sind. Manchmal bedarf es eines Tricks, um dieses Unbekannte hervorzulocken. Malen kann dabei helfen. Bilder können Ausdruck unbewusster und bewusster Gefühle und Bedürfnisse sein. Durch das Aufmalen und die sinnliche, auch den Tastsinn betreffende Erfassung eigener Themen kann das mit dem Gemalten verbundene, aber verloren gegangene Gefühl wieder an die Oberfläche treten. Auf diese Weise können sogar Traumata geheilt werden, weil die daran gekoppelte Emotion noch einmal gefühlt und erkannt werden kann. Über Ihren künstlerischen Ausdruck können Sie mit sich selbst ohne Worte kommunizieren.

Praktische Umsetzung

Das Malen hilft auch dabei, neue Wege für Problemlösungen zu finden. Stellen Sie ein Problem, das Sie derzeit bedrückt, in einem Bild dar.

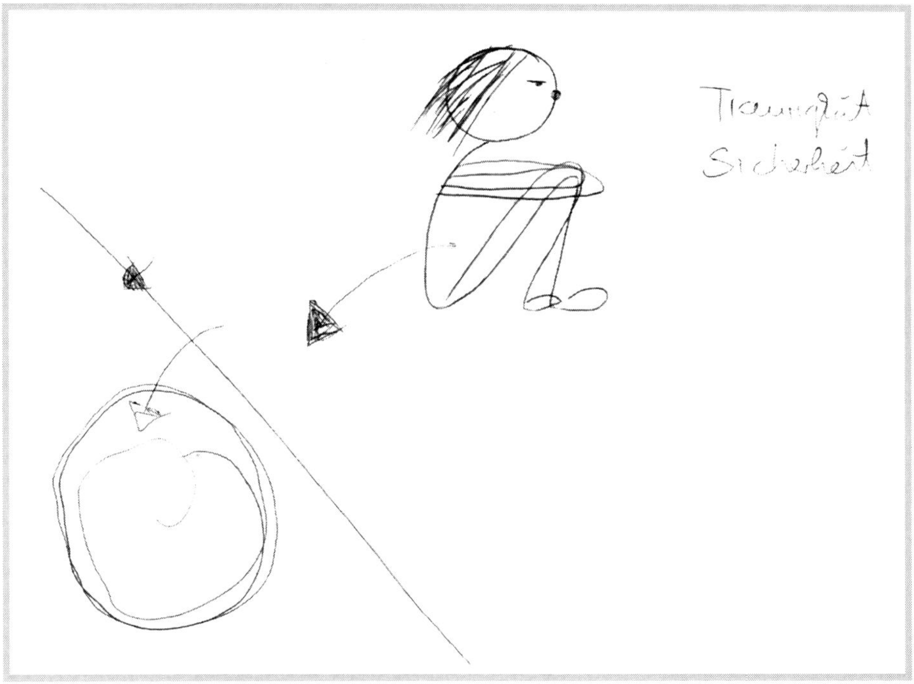

In einem zweiten Schritt radieren Sie einfach einen Teil des Bildes – und damit des Problems – weg oder übermalen Sie diesen Teil. Sie können auch etwas ergänzen, was zur Problemlösung beitragen würde.

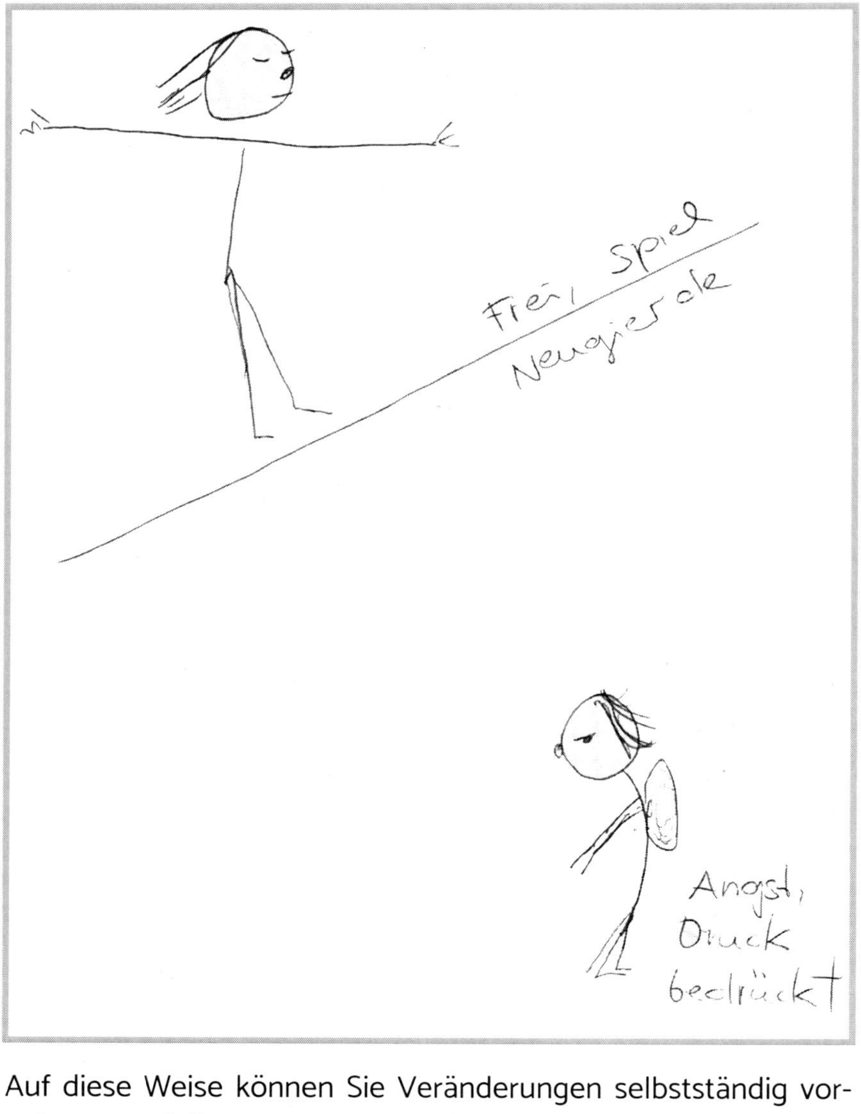

Auf diese Weise können Sie Veränderungen selbstständig vornehmen und diesen Prozess visualisieren.

Warum beginnen Sie nicht einfach sofort? Trauen Sie sich, legen Sie los! Keine Sorge, Sie haben genug Maltalent, um die nächsten Aufgaben zu bewältigen.

Das Strichmännchen-Ich entsteht

Nehmen Sie sich zwei weiße DINA4-Blätter. Dann zeichnen Sie auf eine Seite ein Strichmännchen. Diese Figur soll Sie selbst im Alter von 20 Jahren darstellen.

Auf das zweite Blatt malen Sie ebenfalls ein Strichmännchen, dieses Mal eine Repräsentation Ihrer Selbst in Ihrem derzeitigen Alter. Haare, Kleidung, Schuhe, Tasche, Accessoires – all dies dürfen Sie ergänzen. Danach fügen Sie bei beiden Bildern hinzu, was Sie in dieser Phase Ihres Lebens ausgemacht hat bzw. gerade ausmacht (Hobbys, Freunde, wichtige Themen, Fragen, Beruf, politische Einstellung, Glaubenssätze).

Nun vergleichen Sie diese beiden Zeichnungen:

- Was sind die auffälligsten Veränderungen?
- Wussten Sie das über sich?
- Was für ein Gefühl stellt sich ein?
- Sind Sie zufrieden mit Ihrer Jetztfigur oder erzählt Sie Ihnen, was gerade fehlt?

Das Malen hat schon große therapeutische Erfolge ermöglicht.

Ein Beispiel:

Eine Klientin, ca. 50 Jahre alt, kam zu mir in die Lebensberatungsstelle, um ihren Kaufzwang zu bearbeiten. Sie kaufte sich immer wieder die gleichen Kleidungsstücke, die sie danach im Schrank versteckte und nie trug. Über das Malen einer Traumsequenz erinnerte sie sich an den Missbrauch, der ihr durch ihren Vater widerfahren war. Das Bild brachte lange verdeckte Gefühle hervor und es gelang ihr, sich von diesen zu befreien und damit Erlösung zu finden. Ihr Kaufzwang war sofort weg. Sie veränderte ihr Leben und nutzte die Chance, sich noch einmal neu kennenzulernen.

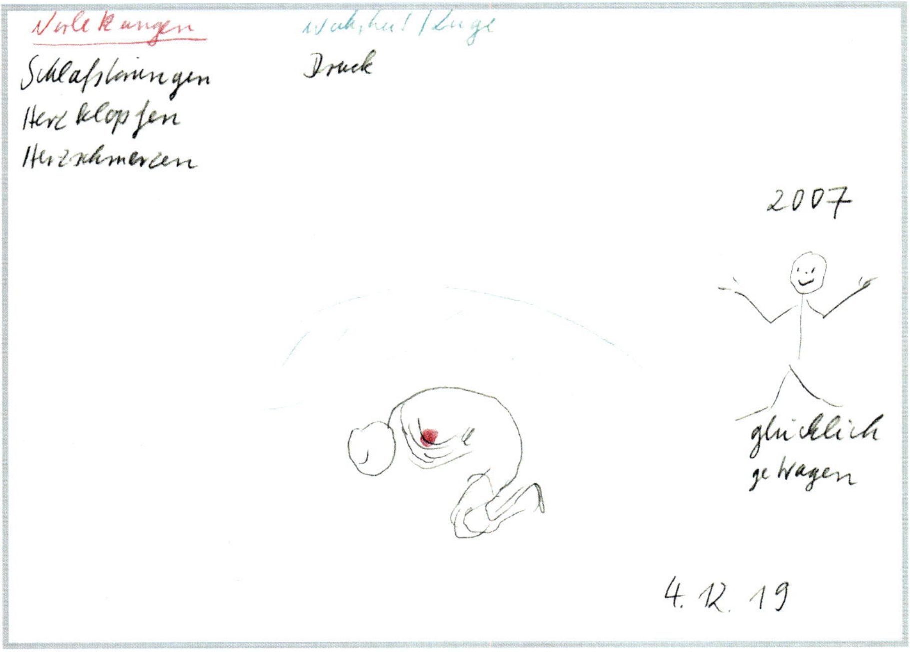

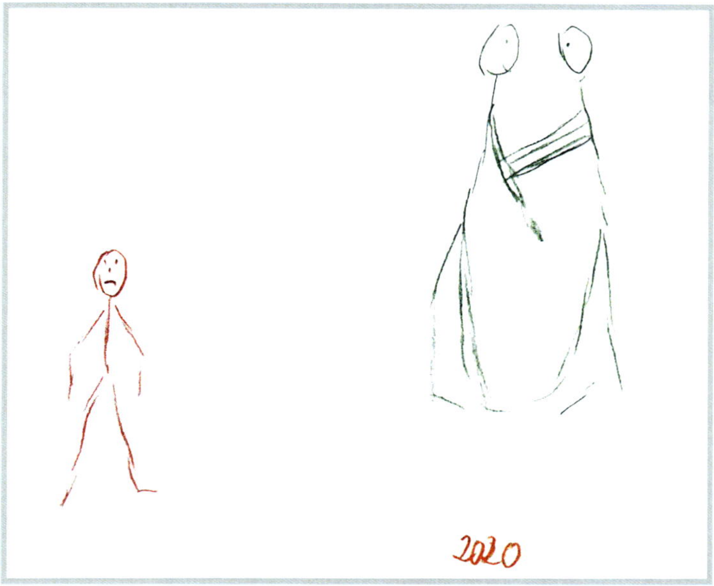
2020

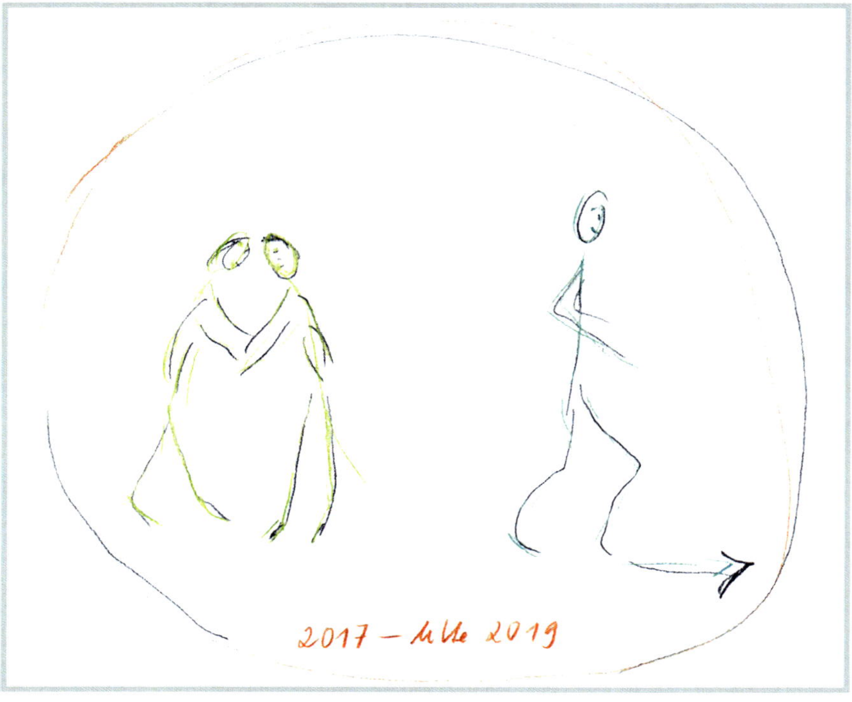
2017 – Mitte 2019

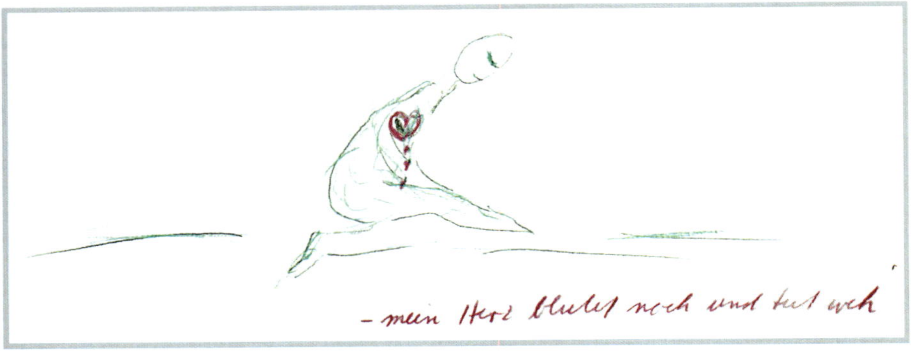

Wenn auch Sie das Malen nutzen wollen, um sich selbst zu ergründen, dann suchen Sie sich einen Ort, an dem Sie sich geborgen und wohlfühlen. Suchen Sie sich ein Thema, welches Ihnen derzeit auf der Seele brennt. Beachten Sie beim Malen und der Beschäftigung mit Ihrem Bild Ihre Gefühle. Probleme oder ein diffuses Unwohlsein, das sich vielleicht eingestellt hat, dies können Sie zu Papier bringen.

Malen Sie einfach drauflos!

Sie können Abstraktes malen, vielleicht nur Farben und Bewegungen. Beim Betrachten Ihrer eigenen Emotionen verstehen Sie diese vielleicht auf einmal besser.

Sie können sich auch Anregungen bei berühmten abstrakten Künstlern wie Gerhard Richter oder Jackson Pollock holen, deren Bilder Sie im Internet und in Büchern finden. Oder besuchen Sie eine Galerie oder eine Kunstausstellung. Bei dieser Recherche werden Sie feststellen, dass die Seele in abstrakten Bildern anders zu einem spricht als in gegenständlichen Gemälden.

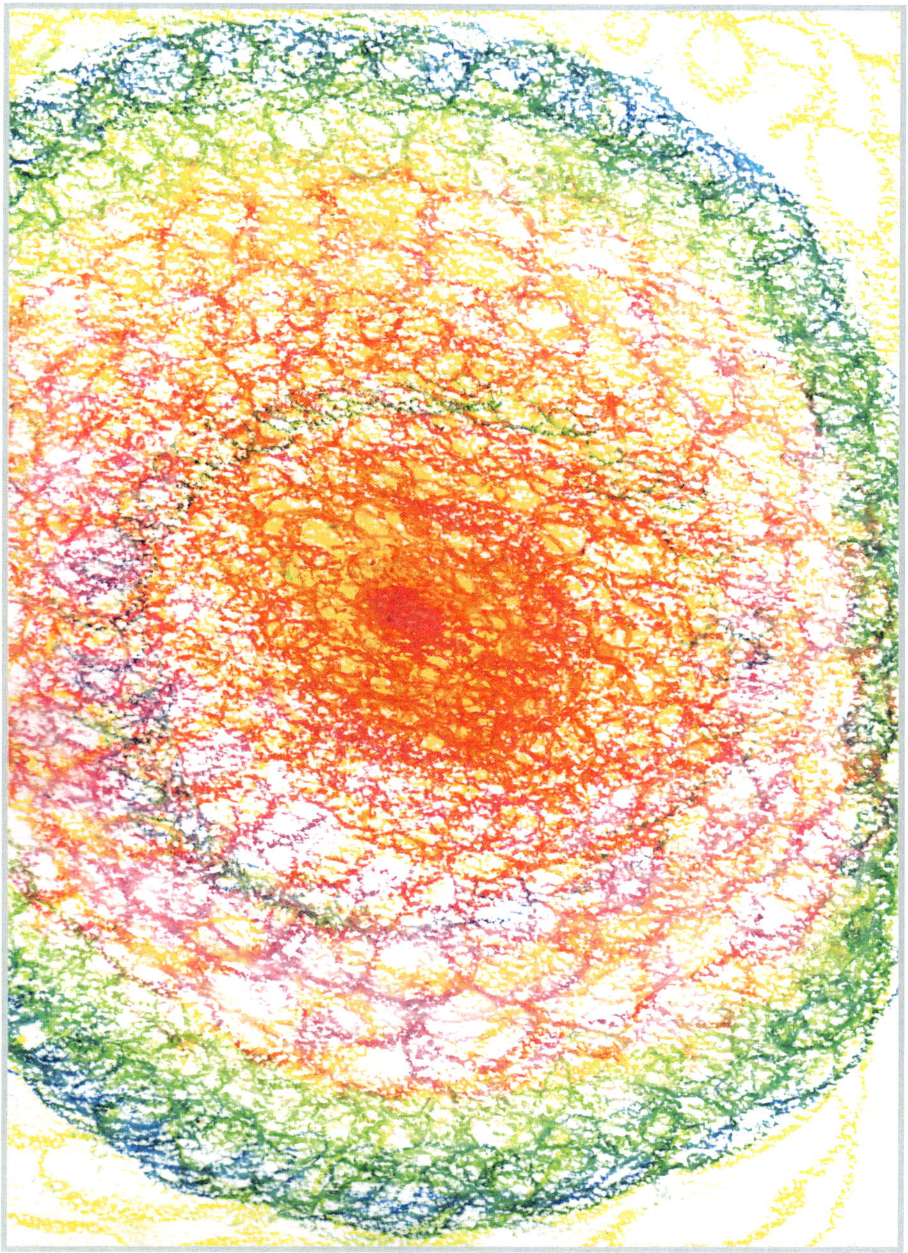

Das Malen bedarf eines Anfangs. Denn die meisten Menschen sagen erst einmal: »Ich kann doch gar nicht malen und mir fällt sowieso nichts ein.« Aber mit Ruhe und dem Bewusstsein, dass das Bild kein Kunstwerk werden muss, dass Strichmännchen ausreichen, beginnt ein kreativer Prozess, der ganz wunderbar wirkt. Trauen Sie sich!

Farbenreise

Fangen Sie Ihren Zustand zunächst nur mit Farben ein. Lassen Sie sich von folgenden Fragen inspirieren:

- Wie fühlt sich mein Leben, mein Ich, meine Trauer, meine Einsamkeit an?

Wenn Sie Ihren Gefühlen freien Lauf lassen, sind Sie schon auf dem Weg dazu, sich zu finden. So können Sie Emotionen verarbeiten und damit Stress abbauen.

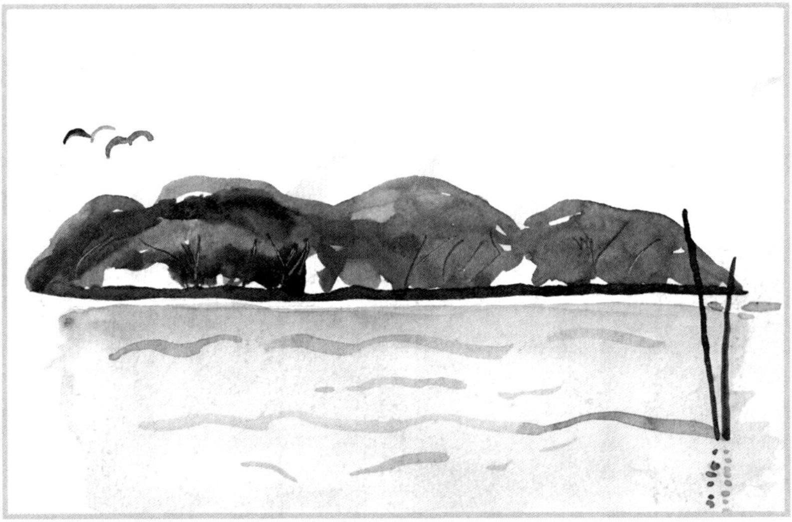

Bilder der Gefühle

Malen Sie zwei Bilder: Eines stellt Sie dar, wenn es Ihnen blendend geht, und das zweite zu einem Zeitpunkt, zu dem es Ihnen richtig schlecht geht.

Am besten funktioniert diese Übung, wenn Sie zu malen beginnen, wenn Sie sich gerade genau so fühlen, wie es das Bild verlangt. Sie dürfen Strichmännchen malen, angezogen oder nicht, Taschen, Haare, Brillen hinzufügen – oder auch nicht –, sich in einer Wohnung oder in einer Landschaft darstellen.

Was taucht in Ihren Bildern auf? Sehen Sie etwas Neues? Fühlen Sie die Bedeutung einer Szene?

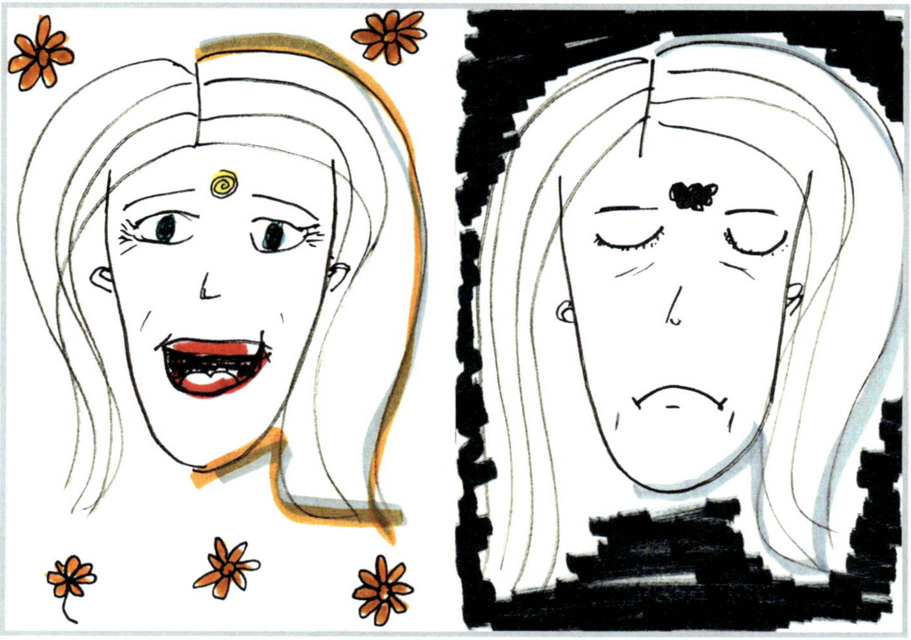

Traumbilder

Malen Sie Traumsequenzen auf. Dazu ist es sinnvoll, neben dem Bett Stift und Heft zu deponieren – oder auf dem Weg nachts zur Toilette.

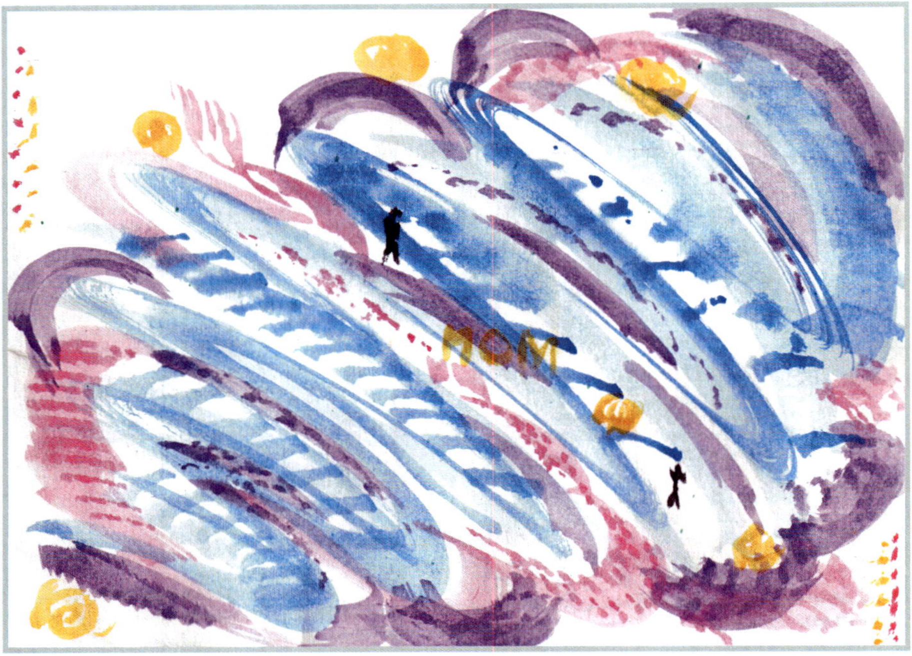

Diese Abbildung ist eine Traumszene, die für die Malende eine extrem wichtige Entdeckung mit sich brachte. Dankbarkeit, Weinen und Verstehen waren begleitende Gefühle.

Mal-Meditation

Zur Vorbereitung suchen Sie sich aus dem Kapitel Qigong (s. Seite 119) eine zu Ihnen passende Übung und führen diese 5-15 Minuten durch.

Legen Sie sich nun bequem auf den Teppich oder auf die Couch und schließen Sie die Augen. Dann fangen Sie an, mit dem Finger Ihren Namen auf Ihre Brust zu schreiben. Schreiben Sie von links nach rechts und von rechts nach links. Während des Schreibens sagen Sie Ihren Namen laut vor sich hin.

Nach einigen Minuten stehen Sie auf und malen spontan, was Ihnen einfällt. Vielleicht haben Sie Farben oder Formen oder Gefühle wahrgenommen, die Sie nun zu Papier bringen können.

Wenn Ihnen nichts einfällt, schließen Sie die Augen und malen mit geschlossenen Augen. Ihre Hand wird Sie führen. Achten Sie auf Ihre Emotionen: Trauer, Freude, Angst und Wohlgefühl führen Sie zu sich. Notieren Sie Ihre Wahrnehmungen!

Schnipselbild

Schneiden Sie aus Zeitschriften das aus, was Sie anspricht und setzen Sie unterschiedlichste Schnipsel zu einem Bild zusammen. Was will entstehen?

Falls Sie beim kreativen Arbeiten unangenehme Gefühle oder eine Überforderung bemerken, ist es möglicherweise angeraten, sich therapeutische Unterstützung zu suchen. Vielleicht möchte etwas sehr Belastendes hervorkommen, bei dessen Bearbeitung ein vertrauensvolles Gegenüber helfen kann oder eine Begleitung zu Ihrer Sicherheit nötig ist.

Praxistipp:

Es lohnt sich, das Experiment des Sichselbstkennenlernens anzugehen und damit den eigenen Schatz, der immer vorhanden ist, als etwas sehr Wertvolles wahrzunehmen.

Versuchen Sie, aufkommende Gedanken und Gefühle in ein Bild zu übersetzen. Sie werden erstaunt sein, was dabei herauskommt. Stift und Pinsel wollen Sie nun immer mal wieder begleiten!

Gestalten Sie eine Bildergalerie in einem Zimmer oder im Flur. Sie können eine eigene Ausstellung mit Ihren Werken ausrichten. Später kommen passende Fotos hinzu.

Wie eine Beratungssituation verläuft

Das erste Treffen: Die Unterstützungssuchenden erzählen von ihrer Notlage, beschreiben ihre jetzige Lebenssituation. Schon am Ende der ersten Stunde erhalten sie eine Hausaufgabe. Denn ich als Therapeutin bin davon überzeugt, dass jeder Mensch die für sich passende Lösung in sich trägt. Diese muss nur freigelegt werden. Die Aufgaben ergeben sich aus den in der Stunde angesprochenen Themen. Manchmal schlage ich eine Qigongübung vor, die leicht zu erlernen und nachvollziehbar ist und zu einer energetischen Unterstützung und Umwandlung der Atmosphäre verhilft, und übe sie gemeinsam mit den Klienten.

Vielleicht hat sich schon beim ersten Treffen eine Affirmation herauskristallisiert, ein Leitsatz, der die Hilfesuchenden ab jetzt in ihrem täglichen Leben begleiten soll.

Das zweite Treffen wird erst in zwei bis vier Wochen anberaumt. Nur in akuten Krisensituationen wird ein zweiter Termin bereits eine Woche später vereinbart.

Das zweite Treffen findet auf der Grundlage der Aufgaben statt, an denen zuhause gearbeitet wurde. Deshalb fühlen sich die Ratsuchenden bei dieser Beratungseinheit schon sicherer, denn sie haben etwas für sich getan und herausgefunden. Nun kann konkreter an den mitgebrachten Erkenntnissen und auftauchenden Fragen gearbeitet werden. In den meisten Fällen hilft es, einen Stammbaum zu erstellen oder mit Hilfe von Figuren das jetzige System nachzustellen. Fast alle Probleme haben ihren Ursprung in der Herkunftsfamilie, bei Paaren in den Unterschieden, die aus ihrer Herkunft resultieren und noch nicht miteinander harmonieren, da sie bis jetzt nicht bewusst erkannt worden sind.

Eine Qigongübung, zur Situation passend, kann bei der Wahrnehmung von Gefühlen helfen. Das eigene Kennenlernen und das sich damit einstellende Selbstbewusstsein sind Begleiter einer Beratung.

Die der zweiten Sitzung folgenden Hausaufgaben können ein oder zwei Fragen beinhalten, die auch in diesem Buch vorgestellt wurden. Es kann also sein, dass der Klient oder die Klientin etwas aufmalen soll, etwa Träume oder Bilder, die immer wiederkehren.

Beim dritten Treffen ist die Lebenssituation bereits bekannt und das Anliegen kann klar und deutlich herausgearbeitet werden. Träume können Hinweise enthalten. Bilder zeigen etwas auf. Es kann aber auch sein, dass jetzt der richtige Zeitpunkt gekommen ist, um mit Rollenwechseln zu spielen. Gerade die Personen, die einen nicht verstehen, hassen oder aufregen, werden nun als Rollenspieler eingesetzt und dürfen sich vorstellen. Damit versetzt sich der oder die Suchende in die jeweilige Person und wird als diese Person befragt und gefühlt. (Es kann sogar vorkommen, dass sich dabei die Stimme und die Körperhaltung verändern.) Häufig kommt es während des Rollenspiels, manche nennen es auch Psychodrama, zu einer wichtigen Wahrnehmung oder Erkenntnis. Diese Erkenntnisse entstehen über die aufkommenden Gefühle. Der Wechsel des Sitzplatzes, der mit dem Schlüpfen in eine andere Rolle einhergeht, macht die Situation lebendig. Selbstaktivierung und Wahrnehmung ermöglichen Erkenntnis und Aha-Erlebnisse. Denn das Verstehen der Einstellungen oder Fragen anderer, die man bis jetzt vielleicht immer als Angriff oder Unverständnis, als Ablehnung empfunden hat, birgt eine Möglichkeit, Frieden zu empfinden und zu verzeihen. Manchmal bringt das Weinen Erleichterung.

Oft ist nach dem dritten Termin schon viel erreicht und die Beratung kann, natürlich mit dem Angebot, jederzeit wiederkehren zu können, beendet werden. Es kann aber auch sein, dass die Themen, an denen gearbeitet werden muss, klarer werden und weitere Sitzungen notwendig sind.

Eine kurze Beratungssequenz, wie sie die kreative Kurzzeittherapie vorsieht, bedeutet, keine Abhängigkeit zum Therapeuten zu entwickeln. Die eigene aktive Arbeit und Erkenntnis stehen im Vordergrund. Bei manchen anderen Therapieformen, die mit mitunter mehrmals wöchentlich stattfindenden Sitzungen einhergehen, kann es Jahre dauern, seine Vergangenheit zu durchleuchten. Das ist bei der kreativen Kurzzeittherapie anders. Der Mensch wird hier als Erschaffer(in) der eigenen Realität wahrgenommen und akzeptiert. Eine Wertung wird vermieden. Der Vorteil liegt auch darin, dass es ja im Leben immer mal wieder Fragen gibt, die auftauchen und die man alleine nicht beantworten kann, oder Krisen eine Begleitung erfordern – dann gibt es immer die Möglichkeit, wieder einmal zu einem Therapeuten oder einer Therapeutin zu gehen.

Fantasie, Intuition und Empathie nutzen

Die in diesem Kapitel vorgestellten Methoden greifen auf Ihre eigenen Ressourcen zurück: Nutzen Sie Ihre Fantasie, Intuition und Empathie, um sich selbst besser kennenzulernen und Krisen zu überwinden.

Wie können Sie in fremde Welten eintauchen, Ihre Fantasie anregen, um in Ihrem Leben neue Möglichkeiten und Wege zu finden? Das Leben verläuft in den oft vorgeschriebenen Bahnen und es erscheint mitunter schwierig, sich einen anderen Weg überhaupt vorstellen zu können.

Hier aber, in diesem Mitmachbuch, dürfen Sie ganz entspannt neue Ideen entwickeln und Ihre gewohnten Sichtweisen verlassen. Neue Lösungsansätze können erscheinen, auch wenn Sie erst einmal nicht sofort wissen, wie diese in die Realität umgesetzt werden können. Sich alles zu erlauben, eine Vorstellung zuzulassen, erleichtert schon einmal.

Praktische Umsetzung

Die Fantasie anregen

Stellen Sie sich vor, dass Sie alles verändern könnten, was Sie wollen. Wie sähe Ihr Leben dann aus? Regen Sie Ihre Fantasie mit »Was wäre, wenn ...«-Fragen an!

- Was wäre, wenn ich eine neue Arbeitsstelle hätte?
- Was wäre anders, wenn ich einen tollen Freund finden würde?
- Wäre das Leben reicher, wenn ich im Ausland einen guten Job bekäme?
- Was wäre, wenn ich in die Stadt / aufs Land zöge?
- Was wäre, wenn ich wieder gesund wäre?

Schreiben Sie auf, was anders sein könnte.

Vielleicht stoßen Sie auf etwas, was Ihnen fehlt, das Sie sich bisher nicht vorzustellen gewagt haben. Diese Übung hilft Ihnen, Ihr Leben differenzierter zu betrachten und in Bewegung zu bringen.

Legen Sie sich ins Bett, ohne dabei etwas zu tun. Stellen Sie sich vor, dass Sie am nächsten Morgen aufwachen und alle ihre jetzigen Probleme verschwunden sind.

Was ist dann anders? Woran bemerken Sie, dass ein Wunder geschehen ist? Wie sieht Ihr Leben aus? Wie sieht ein perfekter Tag aus?

Malen Sie sich dieses traumhafte Leben aus (und vielleicht auch auf). Sie erfahren auf diese Weise etwas über Ihre Sehnsüchte und können sich daran machen, sie zu erfüllen.

Wie kann ich meine Intuition kennenlernen?

Bei intuitivem Vorgehen, das uns normalerweise allen eigen ist, spricht man oft vom Bauchgefühl oder von einem Impuls, der sofort vorhanden war, um bestimmte Dinge zu tun oder gewisse Entscheidungen zu treffen.

Die erste Idee oder der erste Gedanke zu einem Thema, einer Frage bringt häufig die für Sie passende Antwort. Auf die eigene Eingebung zu hören, kann einem Kraft und Erkenntnis bringen. Intuition wird auch mit einem Geistesblitz oder einer Ahnung beschrieben. Man tut Dinge, die der Verstand erst einmal nicht begreift und die vorerst keinen Sinnzusammenhang ergeben. Fremdbestimmung wird zu oft als gegeben hingenommen. Das Denken, die Rationalität und die Nachweisbarkeit sind seit Jahrzehnten gefordert und abgefragt. Dadurch wird der Mensch faul und unglücklich. Wie oft hört man Jemanden sagen: »Da kann ich nichts machen, ich habe meine Anweisungen.« Oder: »Ich kann und darf mir keine kreative Idee oder Lösung ausdenken.«

Hier kann die Frage »Was hindert Sie denn daran, eigene Lösungen zu finden?« weiterbringen. Bestimmt wären Chefs sogar froh, wenn Mitarbeiter Vorschläge für Verbesserungen einbringen würden. Denn die Intuition ist die Grundlage der Kreativität und neuer Erfindungen. Wenn Ideen nicht nur zu einem Thema passen, sondern andere Zusammenhänge offenbaren würden, kämen die Menschen wieder in ein Gefühl der Eigenverantwortung, welches eine enorme Befriedigung mit sich bringen würde.

Ich kann etwas! Ich nehme ein Problem selbst in die Hand und bringe Lösungsvorschläge ein. Wenn sie umgesetzt werden, dann bin ich darauf stolz.

Intuition wiederfinden

Geben Sie der eigenen Stille mehr Raum, dann kommt Ihre Intuition auf leisen Sohlen zu Ihnen zurück! Nehmen Sie sich im Alltag kleine Momente, um festzuhalten, was Ihr erster Gedanke, Ihre intuitive Antwort auf bestimmte Fragen sind. Schauen Sie wachsam auf sich.

Stellen Sie sich selbst Aufgaben:

- Was wird Ihnen hinter der nächsten Straßenecke zuerst begegnen? Eine Katze oder ein Hund? Ein Fahrrad oder ein Fußgänger? Ein Mann mit Glatze oder mit Haaren?

Rollenspiel mit sich allein

Sie wollen erfahren, was bestimmte Menschen über Sie in gewissen Situationen gedacht haben, was Ihre Beweggründe waren, so und nicht anders gehandelt zu haben? Sie landen in Gedanken immer mal wieder bei Situationen, in denen Sie verletzt wurden oder in denen Sie sich unwohl fühlten? Sie suchen nach Verständnis für sich. Sich-selbst-Erkennen geschieht über Interaktion. Manchmal geht man über eine Situation hinweg und merkt erst später, dass etwas ungesagt geblieben und nicht genug geklärt ist.

In einer solchen Situation können Sie durch ein Rollenspiel und den damit verbundenen Rollenwechsel viel erfahren – auch allein.

Stellen Sie 2 bis 3 Stühle auf. Es hilft, eine solche Sitzung mit der Kamera aufzunehmen, dies ist aber nicht zwingend notwendig. Alles, was während dieser Übung gesprochen wird, später noch einmal anhören oder ansehen zu können, kann aber erhellen. Oftmals sind die Rollenwechsel von großen Emotionen geprägt, an die Sie sich auf diese Weise später besser erinnern können.

Als zweite Vorbereitung schreiben Sie sich Ihre Fragen an die Personen, in deren Rolle sie schlüpfen wollen, auf einen Zettel.

Los geht's. Sie setzen sich auf Ihren Stuhl. Sprechen Sie Ihren eigenen Namen und das aktuelle Datum laut aus. Dann begeben Sie sich zu einem anderen Stuhl, treten erst einmal hinter den Stuhl und sagen laut:

»Ich trete jetzt in die Rolle von ...«

Dann setzen Sie sich und sagen noch einmal:

»Ich bin ...«

(Name des Vaters, der Oma, des Partners ...)

Jetzt konzentrieren Sie sich auf das, was kommt. Erlauben Sie Ihrer Intuition herauszutreten und zu Ihnen zu sprechen! Stellen Sie Ihre vorbereitete Frage, etwa: »Warum hast du mich nicht öfter angerufen?«

Vielleicht sagen Sie als Ihr eigener Vater: »Ach weißt du, ich wollte dich nicht belästigen. Ich wusste nicht, dass du das schön gefunden hättest.«

Dann gehen Sie aus der Rolle des Vaters heraus, stehen auf und sagen wieder Ihren Namen:

»Ich bin jetzt zurück ...«

Gehen Sie zurück zu Ihrem eigenen Stuhl und stellen Sie die nächste Frage in Richtung des Vater-Stuhls.

Zum Beispiel: »Das wusste ich ja gar nicht. Seit unserem Treffen, bei dem wir uns über meine Berufswahl ein wenig gekabbelt hatten, wirktest du so reserviert, und ich dachte, du interessierst dich nicht mehr für mich. Ich konnte dann auch nichts mehr so richtig ansprechen, weil der Faden verloren schien. Warst du froh mit mir als Tochter?«

Dann stehen Sie auf, gehen zum Stuhl des Vaters und sagen:

> **»Ich bin jetzt noch einmal ...«**
> (Name des Vaters)

Die Antwort: »Das tut mir leid. Wir haben nie so richtig gelernt, wie wir miteinander reden sollen. Ich dachte, sag mal lieber gar nichts mehr, sonst gibt‘s wieder Ärger. Schade. Und ja, ich habe dich geliebt und hatte viel Freude mit dir, als Kind hast du mich begeistert und berührt. Später war es dann ein wenig schwierig, du als junge Frau ...«

In dieser Form kann es weitergehen. Bleiben Sie diszipliniert dabei, Ihre Rollen anzusagen. Bewusstes Ein- und Aussteigen aus und in die Rolle ist sehr wichtig, da Sie ein energetisches Feld nutzen und am Ende auch wieder klar und deutlich Sie selbst sein wollen. Wenn Sie genug erfahren haben, gehen Sie wieder zu Ihrem Stuhl.

Sagen Sie Ihren Namen: »Ich bin jetzt ...« sowie das Datum und den Ort. Dann schütteln Sie sich, stampfen auf die Erde und gehen ein paar Schritte durch den Raum oder – noch besser – ein bisschen frische Luft schnappen. Gute Arbeit!

Paarberatung wirkt!

Die Paarberatung nimmt neben der Einzelarbeit einen großen Platz ein. Oft kommen Paare aber (zu) spät in die Beratung, nachdem schon viel gestritten wurde und Hilfe von außen als die letzte Möglichkeit vor einer Trennung angesehen wird. Vielleicht liegt das an der Scham, Probleme nicht allein bewältigen zu können. Paarprobleme machen sich durch die Kommunikation miteinander bemerkbar.

Ist ein zugewandtes und gemeinsames Gespräch möglich, bei dem abgewartet wird, bis das Gegenüber seine Darstellung ausgeführt hat, oder fällt der andere Partner ins Wort und sagt immer wieder: »Ja, da hast du aber auch ...« oder »Damit hast du angefangen«? Häufig entsteht das Gefühl, dass unter Paaren vordergründig ist, wer der / die Stärkere ist, wer Recht hat. Wenn Streit der Normalzustand geworden ist, dann schafft es ein Paar kaum noch selbstständig aus dieser Situation heraus zu finden. Wertschätzung und gegenseitige Höflichkeit sind nicht mehr an der Tagesordnung. Das ist als Warnsignal zu betrachten.

In der Paarbeziehung kommt mitunter das nicht verarbeitete Zuwendungsdefizit, das als Kind erlebt wurde, wieder zum Vorschein. Partner sind unbewusst häufig Ersatzmutter oder Ersatzvater. Das innere Kind ist noch nicht glücklich. Da es aber nie zu spät für eine glückliche Kindheit ist, können auch hier Lösungen gefunden werden. Dazu gehört, dass jeder Mensch als Einzelperson in seine Vergangenheit zurück geht und für sich herausfindet, was bei ihm selbst noch ungeklärt und unausgegoren ist. Die in diesem Buch angebotenen Selbsthilfemöglichkeiten, wie die Stammbaumarbeit, helfen, sich noch einmal neu kennenzulernen, die eigenen Bedürfnisse zu verstehen. Sogar ein Nachbemuttern oder -bevatern durch den Partner kann heilsam sein, wenn dies als bewusste Aktion stattfindet.

»Kannst du mich mal in den Arm nehmen, mir etwas kochen, vorlesen, etwas Lustiges ausdenken, auskitzeln, Füße kraulen?« Wenn sich jemand klein und allein fühlt, kann eine solche Zuwendung durch den Partner helfen. Besserung in der Paardynamik zeigt sich im aktiven gegenseitigen Zuhören. Zu vermitteln »Deine Meinung, deine Einstellungen und Werte sind mir wichtig und die will (und muss) ich kennenlernen« verhilft zu neuer Nähe. Das Rollenspiel, der Rollentausch unterstützen auch in der Paarberatung, Gefühle zuzulassen. Wenn der Eine sich in die Situation des Gegenübers versetzt und in der vorgestellten Rolle bestimmte Fragen beantwortet, kann Erkenntnis und Verständnis für beide Teilnehmer die Folge sein. Die andere Person kann wieder bewusst gefühlt und erkannt werden. Für viele Menschen ist das eine Offenbarung. Oft rollen auch hier die Tränen, was die gegenseitige Verbindung wieder erfahrbar macht.

Paarprobleme können sich auch schon dadurch ankündigen, dass ein Partner die Aussagen des anderen sofort wegwischt: »Das ist ja nicht nachweisbar, das ist doch Blödsinn, wie kommst du denn auf solche Ideen?« Diese Ablehnung führt im Alltag zum Verstummen. Ein Partner wird kleingehalten und unterdrückt, Wachstum nicht zugelassen. Es sind nicht immer die Männer, die unterdrücken und Macht ausüben, auch Frauen können dies. Es kann auch vorkommen, dass weitere Familienmitglieder in dieses Spiel eingebunden werden, Loyalitäten ausgenutzt und Einer-gegen-Zwei-Spiele gespielt werden. Kinder werden dann zum Spielball: Kontakt wird zugelassen oder verweigert. Wenn der Partner, der sich unterdrückt fühlt, sich zurückzieht, ist dies ein weiterer Grund für Spannungen. Rückzug ist immer Grund, genauer hinzusehen: Helfen das Daddeln oder die Serie beim Entspannen oder verstecken sich Partner im Alltag immer mehr?

Eine gute Lebensgemeinschaft lebt vom Wachsen und Entwickeln, dem immer wieder neu auf den anderen Gespanntsein, auf die Ideen und Umsetzung von Visionen. Auch wenn diese Ideen für den anderen Partner erst einmal unrealistisch erscheinen, ist es ein Zeichen von bedingungsloser Zugewandtheit, den anderen Dinge ausprobieren zu lassen, auch wenn diese Versuche manchmal scheitern. Dies kennzeichnet eine Gleichberechtigung der Geschlechter, ebenso wie das Aufteilen der Hausarbeit. Jede(r) darf alles genauso. Wenn Sie sich ein gegenseitiges Neugierigsein aufeinander, immer wieder Herausfinden, Suchen, Forschen und Erleben in der Partnerschaft attestieren können, ist höchstwahrscheinlich in Ihrer Beziehung alles in bester Ordnung.

Warten Sie aber nicht darauf, dass in Ihrer Gemeinschaft doch Probleme auftreten. Arbeiten Sie an sich. Lernen Sie sich kennen und lieben. Wer sich selbst liebt, kann auch andere lieben. Liebe gibt immer dazu. Es wird aber auch klar, dass es ein mutiger Schritt ist, sich auf eine Liebe einzulassen, denn mit einer Beziehung ziehen Verantwortung für das Gegenüber und damit einhergehende Angst vor Verlust mit ein. Ein Partner wird vor dem anderen sterben! Kinder sind immer da, auch wenn sie erwachsen sind, und man begleitet sie in Gedanken und in Taten das ganze weitere Leben. Das ist nicht nur schön, denn Ängste und Sorgen sind die andere Seite der Medaille, die mit Freude, Spaß, Gespräch und Austausch punktet.

Meist können sich Paare in einer Beratungsstunde das erste Mal wieder in den Arm nehmen, vielleicht weinen und dann wieder lachen. Das Eis ist geschmolzen und es gibt wieder neue Offenheit füreinander.

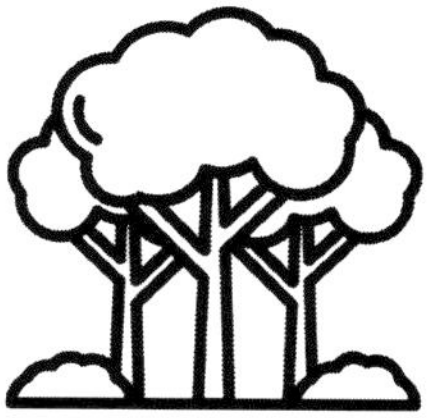

Stammbaumarbeit

Ein Familienstammbaum kann beim Aufdecken von Mustern und ererbten Konflikten helfen. Bisher Verstecktes und Ungesagtes kann ans Tageslicht kommen.

Mithilfe der Stammbaum-Methode (auch Genogramm genannt) gehen Sie selbstständig auf eine Forschungsreise. Dabei können Sie herausfinden, ob Verhaltensweisen oder Probleme, die mit Gesundheit, Tod, Sucht, Trennung und Scheidung zu tun haben, schon im Familiensystem vorhanden sind oder waren. Diese Forschungsarbeit bringt durch Nachfragen und Gespräche mit Eltern, Verwandten, vielleicht auch Großeltern neue und interessante Erkenntnisse über die eigene Herkunft.

Manchmal gelingt es, nahestehende Menschen nach einigen Unterhaltungen zum Thema Herkunft und darüber, wie das Leben früher war, besser zu verstehen. Schon dies kann zu AHA-Erlebnissen führen. Verständnis ist die Vorstufe der Emotion, die zu Mitgefühl und Vergebung öffnet. Wenn man erfahren hat, woher jemand kommt, wie er aufgewachsen ist und was er erlebt hat, kann man sich ein Bild von diesem Menschen machen – und damit auch über die Beziehung, in der man zu ihm steht und wie diese einen selbst beeinflusst. Nicht umsonst heißt es »Abstammung«: Von welchem Stamm komme ich? Verhaltensweisen können mit diesem Wissen gekoppelt anders und besser verstanden werden.

In Familien gibt es oft Tabus, Dinge oder Themen, über die nicht gesprochen wird. Denn der übliche Smalltalk verbleibt häufig im Alltäglichen und Banalen. Früher wurde beim Essen überhaupt nicht geredet und Kinder waren erst recht keine Gesprächspartner. Zu dieser Kultur gehört auch das Bild des abwesenden und unantastbaren Vaters: Dieser ist den ganzen Tag arbeiten, kommt geschafft abends zurück, beim gemeinsamen Abendessen, der einzigen gemeinsamen Mahlzeit, wird nicht gesprochen, und dann geht es für die Kinder ab ins Bett. Mittlerweile wissen wir aber, dass Kinder, schon in ganz jungen Jahren, sehr viele Zusammenhänge verstehen und es deshalb enorm wichtig ist, über Gespräche mit Erwachsenen die Welt verstehen zu lernen. Erst seit einigen Jahrzehnten ist es üblich, Kindern das Recht auf Fragen, Nachfragen und Erklärungen zuzubilligen.

Das Unausgesprochene hat wahrscheinlich Verletzungen und Verluste mit sich gebracht, die gar nicht notwendig waren. Durch ein offenes Gespräch, das durch die Stammbaum-Methode angeregt werden kann, wächst das Verständnis für sich selbst und für Eltern und Großeltern. Es kann aufgedeckt werden, warum das Verhältnis vielleicht nicht so eng ist, wie man es gerne hätte, und dass die gefühlte Fremdheit bestimmte Gründe hat.

Oft ist es ganz erstaunlich, dass das Ansprechen lange verdrängter Fragen mit einem Mal auf sprudelnde Quellen stößt. Die Oma erzählt wie aufgezogen, der Opa freut sich, dass jemand sich endlich einmal nach seinen Erlebnissen erkundigt.

Die Wahrheit ist oft froh, wenn sie ans Licht darf. Manchmal bedarf es dafür des Gespürs für den richtigen Moment. Oder aber auch der Zeit, die erst einmal hat Gras wachsen lassen über die Sache: Wenn der Selbstmord der Oma lange vergangen ist oder die erhaltenen Schläge nicht mehr so schmerzen, kann es möglich werden, darüber zu reden. Es kann aber auch sein, dass ein Wespennest angestochen wird. Das große Theater öffnet dann seine Pforten, der Stoff, aus dem Dramen hervorgehen, kann auch bei Ihnen geschrieben werden.

Es ist sehr gut möglich, dass die Menschen sich ihrer Taten schämen und dass sie sie deshalb lieber geheim halten wollen. Scham ist eine große Bürde, da der Mensch mit ihrer Überwindung häufig allein gelassen ist. Oft gehen wir davon aus, von Anderen unbewusst und kollektiv bewertet zu werden. Eine Frau, die eine Abtreibung vorgenommen hat, für die sie natürlich genug gute Gründe mit sich selbst und eventuell ihrem Partner gefunden hatte, wird in der Regel auch heute noch nicht offen darüber sprechen. Ein (beinahe) Geschwisterkind kann dieses Unausgesprochene aber dennoch spüren, sich etwa immer irgendwie einsam und unvollständig fühlen, bis es von diesem Verlust erfährt. Es kann auch sein, dass dieses Kind ein Krankheitssymptom entwickelt, etwa Magersucht oder Migräne, und zwar deshalb, weil die vorherrschenden Energien in der Familie nicht stimmig sind und weil es dieses Geheimnis gibt. Das ist für Sie ganz wichtig, wenn Sie in die Gespräche mit Ihren Verwandten gehen. Teilen Sie Ihnen mit, dass alles gesagt werden darf und sollte und dass es keine Schuldzuweisungen geben wird, sondern dass etwas Offenbartes ein Schatz für alle Familienmitglieder sein kann. Etwas energetisch Verstopftes kann durch die Veröffentlichung aufbrechen und wieder ins Fließen kommen.

Kriegserlebnisse sind ebenfalls mit Scham belastet: Junge Männer, die andere junge Männer töten mussten, sich vor Angst in die Hosen gemacht haben. Das wird natürlich eher nicht herausposaunt. Scham ist extrem selbstverletzend und einengend. Nach dem Krieg wurden diese Erlebnisse in den Familien nicht thematisiert. Es sollte nach vorn geblickt werden – und dies wirkt sich noch heute aus, über versteckte Wahrheiten in den Systemen. Das Aussprechen dieser Wahrheiten bringt den Menschen Erleichterung, aber den Weg dahin zu ebnen, ist manchmal nicht einfach. Sie tun ein gutes Werk, wenn Sie zum Gespräch einladen!

Aber Sie müssen auch wissen, dass Sie das Risiko eines entstehenden Dramas eingehen, wenn Sie Ihre eigene Wahrheit erfahren wollen. Machen Sie sich zuvor klar, wie wichtig Ihnen die neue Erkenntnis ist, damit Sie nicht erschrecken und zusammenbrechen, wenn Sie an etwas Geheimem und Unangenehmem rühren. Denn Kontaktabbrüche, Entrüstungen oder Beleidigtsein werden von den sogenannten Geheimnisträgern als Druckmittel verwendet, um Verstecktes weiter zu bewahren. Es ist normalerweise davon auszugehen, dass Menschen ihre Geheimnisse zu wahren wissen und nichts sagen, wenn es ihnen (noch) nicht möglich ist, darüber zu sprechen. Denn die Geheimnisträger wissen nicht, dass die Öffnung und das Berichten der schlimmen Erlebnisse für alle Systemmitglieder wie eine Befreiung wirken. Auch schwere Schicksalsschläge können zusammen ver- und bearbeitet werden. Wenn eine Wahrheit unausgesprochen mit ins Grab genommen wurde, gibt eine Familienaufstellung trotzdem die Möglichkeit, Antworten zu erfahren.

Praktische Umsetzung

Sprechen Sie mit Ihren Anverwandten über Ihre Familiengeschichte. Während der Gespräche können Sie Notizen machen. Sie können auch ein schon vorbereitetes Blatt mitnehmen.

Für die Erstellung des Stammbaumes beginnen Sie mit einem doppelten, aneinander geklebten DINA4-Blatt. Alternativ kann das DINA4-Blatt waagerecht gelegt oder ein großer Zeichenblock genutzt werden.

Am unteren Ende des Blattes tragen Sie den Jetztzustand ein, sich selbst in Ihrer heutigen Lebenssituation. Wenn Sie Kinder haben, malen Sie diese noch nach unten führend hinzu. Von Ihnen ausgehend entfaltet sich das System in einem Strang nach oben, der immer Mutter und Vater enthält; von Ihren eigenen Eltern aus gehen zwei Stränge zu den jeweiligen Eltern, also Ihren Großeltern. Sie können auch Ihre Urgroßeltern einfügen, wenn Sie diese auch betrachten möchten. Die Kinder der jeweiligen Paare, Ihre Geschwister, Onkeln und Tanten, werden mit Strichen von diesen Ursprungspaaren ausgehend jeweils unterhalb eingezeichnet.

Aber auch für Veränderungen im System Familie brauchen Sie Platz, wenn etwa durch Tod oder Trennung neue Partner in den Stammbaum aufgenommen werden müssen.

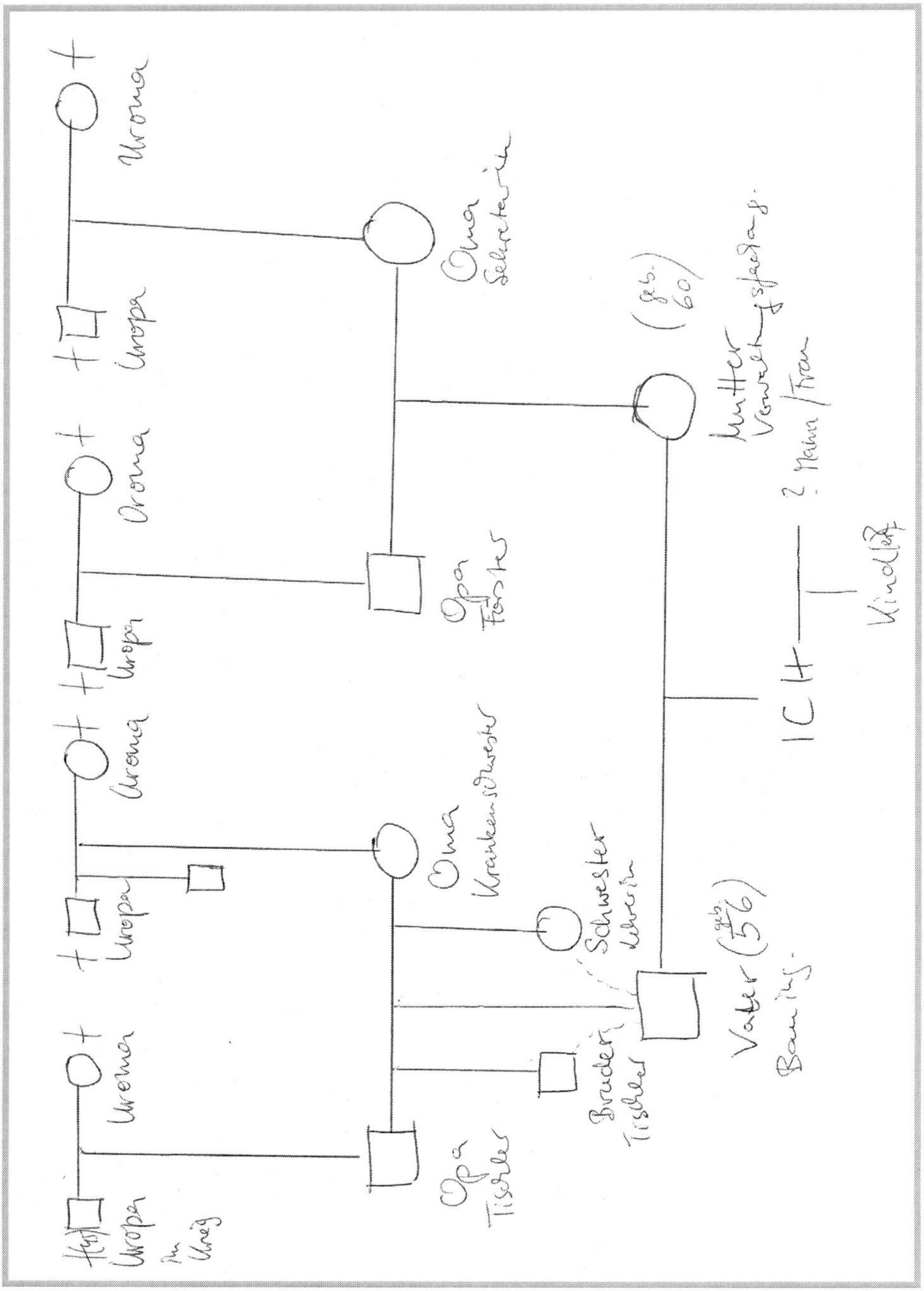
Uropa
Uroma
Uropa
Uroma
Uropa
Uroma
Uropa
Uroma
Opa
Tischler
Oma
Krankenschwester
Opa
Förster
Oma
Bruder
Tischler
Schwester
Lehrerin
Vater
Mutter
ICH
Kind

Fügen Sie die festgelegten Symbole ein für

○	weiblich
□	männlich
*1984	Geburtsdatum
†1967	Sterbedatum
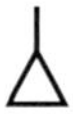	Schwangerschaft
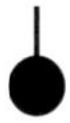	Fehlgeburt
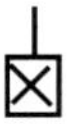	Totgeburt
	Abtreibung
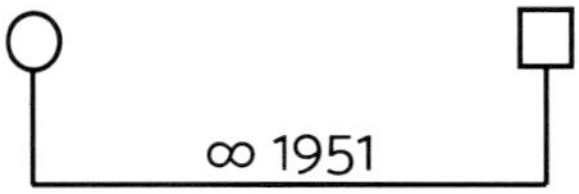	Ehe mit Eheschließungsdatum
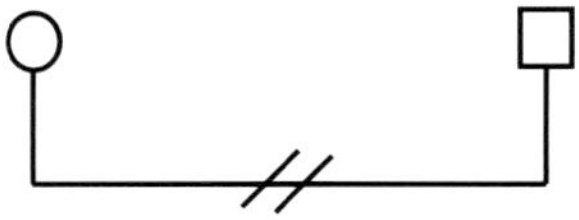	Scheidung / Trennung

Nun können Sie noch weitere Informationen hinzufügen, etwa woran die verstorbenen Familienmitglieder gestorben sind, in welchem Alter, welche Berufe die aufgeführten Personen haben oder hatten, wo sie leben oder lebten.

Die Stammbaumarbeit bringt immer Erkenntnisse. Man findet zum Beispiel auf einmal Parallelen zum eigenen Leben. Oder erkennt Abweichungen, etwa dass die Familien immer drei Kinder hatten – nur die eigene nicht. Vielleicht kommt daher das Gefühl der Einsamkeit, das einen das Leben lang begleitete?

Oder die Erkenntnis, dass die Großväter immer sehr früh gestorben sind. Woran mag das liegen? Auf einmal wird auf dem Blatt Papier deutlich, wie oft die Familie umgezogen ist. Oder man fragt sich beim Blick auf die Aufstellung, was die Oma wohl im Krieg gemacht hat, welche Verletzung der Opa noch einmal hatte?

Zur Stammbaumarbeit gehört auch das Hineinhören in sich selbst.

Fragen Sie sich, ob es für bestimmte Verhaltensweisen, die Sie an sich feststellen, einen Zusammenhang zu Ihrer Herkunftsfamilie geben könnte.

Liegt es in Ihrem Stammbaum begründet, dass Sie ...

- immer aufdrehen, wenn Geburtstage gefeiert werden?
- sich nach Geburtstagen immer krank fühlen?
- verstummen und Fluchttendenzen haben?
- bestimmte Glaubenssätze haben?

Analysieren Sie Ihren Stammbaum außerdem anhand folgender Fragen:

- Habe ich einen Auftrag im System erhalten?
- Arbeite ich im richtigen Beruf?
- Sind körperliche Symptome im System vorhanden, die öfter vorkommen?
- Wiederholen sich Ereignisse im System?

Praxistipp:

Alte Fotos können bei der Stammbaumarbeit unterstützend wirken. Die Fotos bilden die Menschen ab. Sie können dazu anregen, dass Geschichten erzählt werden, die mit dem jeweiligen Foto im Zusammenhang stehen.

Sie können auch aufzeigen, wer vielleicht das schwarze Schaf in der Familie war. Wer saß immer abseits, wurde gemieden – und warum?

Detektivarbeit ins Ich

Ein Einblick in die Geschwisterfolge und damit einhergehende Probleme kann zum Nachdenken darüber anregen, welchen Platz Sie im Leben einnehmen. Es gibt die ersten, zweiten, die mittleren Kinder, die mitunter ihre spezifischen Probleme haben. Durch die Konstellation in der Ursprungsfamilie können sich bestimmte Erlebnisse und Verhaltensweisen verfestigen. Es gibt Lieblingskinder der Eltern und Großeltern, Jungen bekommen häufig mehr Zuwendung als Mädchen, sie müssen auch oftmals weniger im Haushalt mitarbeiten. Macht und Ohnmacht, Prinzipien der Ein- und Unterordnung werden mit Geschwistern erfahren.

Die Verhaltensweisen, die Sie als Erwachsene immer noch an einem freien Leben hindern, sind aber auflösbar, wenn sie bewusst verstanden werden. Nachzuspüren, welchen Platz Sie in der Ursprungsfamilie eingenommen und welche Erwartungen Sie erfüllt haben, aber auch welche Entwicklungen nicht gelebt wurden, bringt Sie bei Ihrer Suche nach Wahrheiten weiter. Wurden Sie als Kind in Ihrer Gesamtheit gesehen und gefördert?

Ihre Erkenntnisse aus der Stammbaumforschung notieren Sie in Ihrem Notizbuch.

Das Buch sollte Sie bei Bahnfahrten, Verwandtenbesuchen und auch sonst überall hin begleiten. Sie werden sehen, dass es Freude bringt, die eigenen Einfälle sogleich notieren zu können und vielleicht später diesen Gedanken weiter zu verfolgen.

Und auch wenn für Sie erst einmal keine große Erkenntnis so richtig herauszustechen scheint, geben Ihnen der nun erstellte Stammbaum und Ihre Aufzeichnungen die Möglichkeit, wenn es sich ergibt, jemanden aus dem Familienkreis nach noch offenen Punkten zu befragen.

Oft fällt den Suchenden dabei auf, dass über die eigenen Großeltern hinaus kaum Kenntnisse über die Lebenswelten der Urgroßeltern vorhanden sind. Sie lernen nun aus den Geschichten heutzutage einen völlig fremden Alltag kennen und hören, wie die Urgroßeltern aufgewachsen sind, wie sie gearbeitet, gegessen, geheizt, Krisen und Kriege überlebt haben. Danach versteht man einmal mehr, wie rasant sich unsere Welt verändert hat. Sie bemerken vielleicht auch, dass vor einigen Jahrzehnten, als der Tanztee noch in Mode war, eine andere Zeit und Ruhe vorhanden war, die Menschen nicht so viel brauchten, zufriedener und demütiger waren als heute. Diese Feststellung kann dazu führen, das eigene Leben zu überdenken und neu anzugehen.

Auch für Ihre eigenen Nachfahren ist ein Familienstammbaum ein wunderbares Geschenk. Sie ermöglichen der nächsten Generation offener und befreiter an ihre Geschichte heranzutreten. Sie bieten den jungen Menschen damit Gespräch und Antworten an, Sie offerieren einen großen Schatz!

Kontaktabbruch

Ein Mann leidet am Kontaktabbruch zu seiner Enkeltochter. Er versteht nicht, was dazu geführt haben könnte. Von einem Tag auf den anderen sprach seine Familie nicht mehr mit ihm und er durfte das Enkelkind nicht mehr besuchen.

Lösung:

Mit jeder neuen Generation kommen auch weitere Mitglieder in die Familie. Schwiegertöchter und Schwiegersöhne haben eine andere Vorgeschichte, eine andere Sozialisation. Der Übergang in ein neues (Zusammen-)Leben als Familie kann ohne Schwierigkeiten verlaufen. In den meisten Fällen bedarf es aber Zeit und einer fruchtbaren und vorsichtigen Entwicklung miteinander, um sich kennenzulernen und zu akzeptieren. Wenn dies nicht reibungslos funktioniert, was oft geschieht, kann es zu plötzlichen Kontaktabbrüchen kommen. Die eigenen Kinder halten häufig zu ihren Partnern und verlassen zu schnell die Herkunftsfamilie, wenn Probleme auftreten.

In unseren Gesprächen fanden wir heraus, dass in der Familie auch schon zuvor nicht offen miteinander umgegangen wurde. Nun, nach dem Bruch, war dies erst recht nicht vorstellbar. Das Erkennen dieser Zusammenhänge half aber, den Weg zu neuen Gesprächsangeboten zu ebnen. (Vier Termine)

Qigong und Psychotherapie – ein neuer Weg

Die schon beschriebenen Energien, die in uns sind und uns umgeben, können Sie noch besser durch Qigong erfahren und nutzen.

Qigong ist eine einfach zu erlernende energetische Bewegungsform, die (einfach erklärt) sehr kraftvoll ihre Meridiane anregt und damit zu ganzheitlicher Durchblutung beiträgt. Durch sich wiederholende leichte Bewegungen kommt es beim Üben zu einem Meditationsimpuls. Anspannung und Entspannung, Steigen und Sinken wechseln sich automatisch ab.

Auf den folgenden Seiten erhalten Sie eine kleine Einführung in diese Methode. Danach werden einfache Übungen vorgestellt, die Ihnen die Möglichkeit geben, aktiv zu werden und gleichzeitig Entspannung zu erfahren.

Dass Qigong gesundheitsfördernde Wirkungen hat und bei Stress, Asthma, Rücken- und Kopfschmerzen, Krebs und Demenz helfen kann, ist in vielfältigen Studien nachgewiesen worden. In China üben Menschen seit Jahrtausenden Qigong, verbinden Meditation, Körperübung und Philosophie mit dem gesunden Atem. Dies dient der Vorbeugung und Behandlung von Krankheiten, bietet die Möglichkeit, vor oder nach der Arbeit oder in den Pausen zu regenerieren und abzuschalten, ohne sich umkleiden und die Sporttasche schultern zu müssen. Qigong ist eine der fünf Säulen der Traditionellen Chinesischen Medizin (TCM). Kräuter, Akupunktur und gesundes Essen nach den fünf Elementen und Massage bilden die weiteren Bausteine.

Qigong wird hierzulande immer mehr in der Psychotherapie und im Selbstmanagement eingesetzt. Dabei sind u.a. folgende Aspekte von Bedeutung: Stabilisierung, Achtsamkeit, Selbstkontakt, Ressourcenaktivierung und Erweiterung des eigenen Bewegungs- und Handlungspotenzials. In der herkömmlichen Psychotherapie oder Lebensberatung liegt das Hauptaugenmerk auf dem gesprochenen Wort, auf den Problemen, die im Jetzt da sind und aus der Vergangenheit resultieren: Was ist mir früher geschehen, weshalb hat sich das Leben in diese Richtung entwickelt? Oft kommen in der Gesprächssituation wichtige Erinnerungen, Verdrängtes und Vergessenes nach oben, wenn kreative Elemente in die Beratung einfließen: Malen, Tönen, Rollentausch ....

Durch Qigong können Körper, Geist und Seele zu einem ganzheitlichen Erleben gebracht werden. Denn beim Qigong wird das energetische Gleichgewicht wiederhergestellt. Gefühle von Gelassenheit, Freude und Erfrischung entstehen. Aufgestaute Energien werden in Bewegung gebracht und abgegeben. Dabei tauchen Emotionen, Bilder und Erinnerungen auf, die im Erkenntnisprozess auf dem Weg zum Selbstbewusstsein und zum eigenen inneren Frieden genutzt werden können.

Qigong bietet auch die Möglichkeit, spontan auf die jeweilige Lebenssituation einzugehen:

- Aufregung kann abgeleitet werden (Klopfen).
- Fehlendes kann über die fünf Elemente (Wandlungsphasen) gefunden werden.
- Emotionen können erfahren werden im spontanen und kreativen Qigong (u.a. Tönen verschiedener Laute und Malen der Emotionen).

Durch frühere Erfahrungen, die mitunter traumatisch und schwierig waren, die uns verletzt und verstört haben, durch das Leben mit seinen immensen Anforderungen, die immer höhere Stresspegel mit sich bringen können, durch das digitale Abtauchen geschieht es oft, dass das Herz verschlossen wurde. Es ist möglich, dass dieses Verschließen des Herzens unbemerkt passiert.

Neben dem aktuellen Herzthema entstehen oft Probleme mit den Nieren: Ängste und Erlebnisse aus der Vergangenheit schlagen sich hier nieder. Nach der TCM sind die Nieren die Eintrittspforte ins Leben, auch die Vergangenheit und unser Ursprung werden in den Nieren verortet: Ohne ihre Kraft zu nutzen und Frieden darüber zu empfinden, wo wir herkommen, treten Staus und Schwierigkeiten auf. Wir brauchen die Kraft aus dem Rücken, um sichere Schritte nach vorn und weiter ins Leben setzen zu können. Hier gilt es nun, zu der Gesprächstherapie die Nieren zu stärken. Dies kann durch bestimmte Qigongübungen geschehen, sowie durch unterstützende Kräutertees, die den Körper ganzheitlich fördern.

Im Qigong ist nicht nur die Übung wichtig, sondern und vor allem der innere Prozess. Es wird davon ausgegangen, dass überall im Körper eine Energie fließt (Qi) und diese Energie von uns auch wahrgenommen werden kann. Deshalb üben viele Menschen Qigong mit geschlossenen Augen. Die Körperwahrnehmung ist dann sensibilisiert. Ein Kribbeln, Licht, Fließen oder Wärme können das Qi aufzeigen.

Warum Qigong?

Mit fast allen Qigongübungen wird die Beweglichkeit und Durchlässigkeit der Gelenke gefördert. Hier befinden sich die 10 Hauptmeridiane mit den Akupunktur-/Akupressurpunkten:

- Herz
- Herzbeutel
- Lunge
- Niere
- Dick- und Dünndarm
- Blase
- Dreifacherwärmer
- Gallenblase
- Leber, Magen

Fließt das Qi (Lebensenergie) ohne Stau, ist der Mensch gesund.

An kleinen und großen Dingen wie Erschöpfung, Unlust, Freudlosigkeit, Einsamkeit, fehlendem Interesse am Austausch, Partnerschaftsproblemen, Depressionen oder Burnout kann man erkennen, dass im Leben etwas nicht stimmt – es läuft nicht rund. Im therapeutischen Prozess beginnt nun die Suche nach der Sehnsucht, nach dem herzlichen, glücklichen, lebenslustigen Sein. War dies schon einmal da? Wann ist es verloren gegangen? Was wurde weggewischt und nicht beachtet?

Da Qigong durch die Arbeit und den Kontakt mit dieser uns eigenen Lebensenergie funktioniert, bietet sich die Möglichkeit, sich und seinen Körper in einer fast meditativen Weise kennenzulernen. Tiefe innere Prozesse werden leicht und entspannt ermöglicht. Körper, Geist und Seele bilden wieder eine Einheit.

Das innere Lächeln, welches im Qigong erscheint, ermöglicht einen immer wieder erstaunlichen Aufhellungsaspekt der Psyche. Deshalb ist ganzheitliches psychotherapeutisches Arbeiten in Verbindung mit Qigong eine großartige Weiterführung. Die oder der Hilfesuchende tut sofort selbst etwas für sich, arbeitet aktiv für ihre oder seine Heilung; das ist ein wunderbarer Schatz, der sich eröffnen kann. Qigong unterstützt auch den energetischen Prozess. Das innere Lächeln als Übung im Qigong strahlt im eigenen Körper, auf dem Gesicht und bringt Wohlbefinden. Es gilt, so viel Wohlbefinden wie möglich zu erschaffen.

Qigonglehrer erkannten bei bestimmten Übungen, dass viele Menschen Schwierigkeiten mit der Rückenachse haben: Emotionen überwältigen, Bilder tauchen auf, Traurigkeit kommt aus den Tiefen. Dies weist darauf hin, dass Vergangenes, die eigene Geschichte oder Herkunft und dort Ungeklärtes nach Aufklärung und Kennenlernen rufen. Das kann ein Hinweis sein, dass es sinnvoll ist, sich mit der eigenen Vergangenheit auseinanderzusetzen. Nur wenn man mit der Vergangenheit, auch den eigenen Ahnen im Reinen ist, auch wenn sie sich manchmal herrschsüchtig, ignorant oder missbrauchend verhalten haben, lässt sich innerer Frieden finden. Auch Erfahrungen wie Krankheiten, Unfälle und Todesfälle können belastende Bereiche des vergangenen Lebens sein, die irgendwann als sinnstiftend anzuerkennen sind. Dazu ist es notwendig, sich die Zeit zu nehmen und ein innerliches Aufräumen als Möglichkeit zu verstehen, sich selbst wieder zu finden. Dann geht das Leben gut weiter.

Der Mensch ist durch seine Gestalt mit der Welt und allen Elementen verbunden. Alle Richtungen haben wichtige Bedeutungen. Durch das Steigen und Sinken in den Übungen, die vom Atem begleitet werden, kommen das Yin und das Yang wieder ins Gleichgewicht. Die Gegensätze werden erfahrbar. Entspannung bei der Ausatmung lässt das Innen und die Passivität, das Loslassen fühlen. Beim Einatmen und Steigen wird Anspannung, Aktivität und der Kontakt im Außen bewusst erfahren. Dies kann durch das Üben in der Natur unterstützt werden. Die Elemente werden besser spürbar: Der Wind weht und bewegt, die Erde ist weich oder kühl, kitzelig oder steinig unter unseren Fußsohlen, der Himmel erscheint bedeckt oder sonnig. Dann kommt auch der Atem zu uns, der eine entscheidende Bedeutung beim Qigong (und im Leben) erfüllt. Der Atem ist gesundheitsfördernd. Bewusst genutzt hilft er, die meditativen Aspekte des Qigong zu vermehren – Stress verfliegt.

In der TCM geht man von fünf Jahreszeiten aus.

Man nennt sie auch Wandlungsphasen. Sie bringen bestimmte Qualitäten mit sich und sind Organen zugeordnet. Bei den untenstehenden Übungen werden die Organe bei den jeweiligen Jahreszeiten genannt. Die Wandlungsphasen sind:

- Holz (Frühling)
- Feuer (Sommer)
- Erde (Spätsommer)
- Metall (Herbst)
- Wasser (Winter)

Sie gehen ineinander über, sind aber auch über Kreuz und rückwärts gewandt miteinander verbunden. Dies bedeutet, dass unsere Gewohnheit, in Schwarz-Weiß-Mustern zu denken, erweitert wird. Alternativen werden sichtbar, die Welt wird größer. Jede dieser Phasen hat hervorragende Eigenschaften: So sind Aufbruchstimmung und Kraft im Frühling vorherrschend, die aber, wenn davon zu viel vorhanden ist oder sie einseitig genutzt werden, Risiken für Muskeln und Gelenke mit sich bringen. Alle Emotionen sollten im Einklang sein. Wenn nur ein Gefühl übermäßig vorhanden ist, wird man wahrscheinlich mit unterschiedlichen Problemen konfrontiert, die sich auf der körperlichen sowie der seelischen Ebene ausdrücken. Ebenso helfen körperliche Symptome auf ein Ungleichgewicht hinzuweisen.

Nehmen Sie die Auffälligkeiten, die in den Wandlungsphasen offenbart werden, an und forschen Sie weiter:

- Sind Sie im Einklang oder gibt es Störungen?

Qigongübungen können in den Fluss bringen, ebenso ist die Beschäftigung mit der Organuhr interessant (s. Weiterführende Literatur, Seite 145).

Es ist auch möglich, dass Phänomene, die dem Feuerelement zugeordnet sind (Sommer), bei Ihnen im Winter auftauchen. Dann können Sie, ohne jetzt zu tief in die Welten der Traditionellen Chinesischen Medizin einzusteigen, die untenstehenden Übungen für den Sommer ausführen, obwohl es tiefster Januar ist. Gleiches gilt für die anderen Übungen und Phasen. Sie können herausfinden, welche Übung gerade jetzt zu Ihnen passt und Ihrem körperlichen Wohl dient.

Auf den nächsten Seiten habe ich einige Übungen zusammengestellt, die Körper und Geist und Seele unterstützen können.

Praktisches und angewandtes Qigong

Der Qigongstand sowie der Abschluss und damit das Schöpfen von Energie sind immer gleich und wichtig. Auch bei einer Übung im Liegen ist der Abschluss notwendig!

Holz-Frühling

Organe: Leber und Gallenblase

Im Frühling ist die Bereitschaft, Neues zu entdecken und in die Welt zu bringen, am größten. Das frische Wachstum ermöglicht die Umsetzung von Ideen. Zukunftsvisionen können auftauchen. Durchsetzungsvermögen und Kreativität sind weitere Merkmale dieser Holzzeit.

Probleme im Holz (Frühling) machen sich durch Unkonzentriertsein, Muskelverspannungen (Nacken, Schulter, Hals), Ironie, Sarkasmus, Aggression, auch gegen sich selbst, müde Augen, Angespanntsein, Wut und Zorn bemerkbar. Dagegen kann körperliche Arbeit und Sport ebenso helfen wie die Wut rauszulassen. Auch die Übung *Der Adler breitet seine Schwingen* ist in dieser Zeit hilfreich (s. Seite 129).

Anfang jeder Qigongsession

Bei stehenden Übungen beginnen Sie so:

Stehen Sie im schulterbreiten Qigongstand. Die Knie sind etwas angewinkelt und die Füße stehen parallel zueinander. Der Unterbauch ist entspannt, der Po wird ein wenig zusammengekniffen und nach oben gezogen. Die Schultern sind weit und die Schulterblätter zueinandergebogen, also Richtung Wirbelsäule.

Sie sind trotzdem entspannt. Der Kopf ist locker und ein wenig zur Brust geneigt. Die Zunge liegt am Gaumen an. Die Augen können offen oder geschlossen sein. Aus den Fußsohlen spüren Sie Ihre Wurzeln in die Erde hineinwachsen.

Der Adler breitet seine Schwingen

Beginnen Sie die Übung wie für alle Qigongsessions beschrieben. Dann starten Sie mit der eigentlichen Übung:

1. Ihre Handrücken kommen vor dem Unterbauch zueinander. Mit geschlossenen Handrücken steigen die Hände bis zum Hals, wenden sich dort nach vorn und gleiten wieder bis zum Unterbauch, wobei die Handrücken geschlossen bleiben.
2. Hier öffnen sich die Hände wie Flügel und schweben an den Körperseiten nach oben, bis sie sich fast über dem Kopf treffen – aber nur fast. Die Hände schweben seitlich nach unten, wo sie wieder an den Handrücken zusammentreffen.

   Wiederholen Sie die Schritte 1 und 2 18- bis 36-mal.

Schließen Sie die Übung ab, indem Sie vor dem Unterbauch frische Qi-Energie schöpfen und sie im Unterbauch bewahren. Sie können die Augen schließen und nachspüren. Vielleicht fühlen Sie, wie sich aus Ihrem Herzraum heraus Ihr inneres Lächeln im Körper ausbreitet.

Treten Sie dann mit einem Schritt bewusst aus der Übung!

Ende jeder Qigongsession

Das Schöpfen der Energie (Qi)

Jede einzelne Übung kann auf diese Weise beendet werden, aber zum Abschluss einer Übungsreihe muss diese Endübung vorgenommen werden.

Stehen Sie im Qigongstand und schöpfen Sie die Energie vor den Bauch, als ob Sie einen Wasserball umarmen und dann zum Bauch zurückholen oder zusammendrücken, zur Region unter dem Nabel. Dieses Schöpfen erfolgt ein- oder zweimal. Diese Region unter dem Nabel heißt Dantien und ist das wichtigste Energiezentrum. Hier wird Energie gespeichert und aufbewahrt.

Bei Männern kommt die linke Hand zuerst auf den Bauch und die rechte Hand darüber, so dass die Handherzen übereinander liegen. Bei Frauen kommt die rechte Hand zuunterst auf das Dantien und die linke Hand liegt auf der rechten. Dann stehen Sie noch einige Zeit still und spüren den Übungen nach.

Wie fühlt sich Ihr Körper jetzt an?

Feuer-Sommer

Organe: Herz und Dünndarm

Im Sommer wird das Herz reguliert und geheilt. Freude, Aktivität, Glück, im Hier und Jetzt zu sein, sind die Erlebnisqualität von Sommer / Feuer, die von Herz und Dünndarm als entsprechenden Organen ausgedrückt werden.

Probleme mit Feuer können Stimmungsschwankungen, Sich-nicht-adäquat-ausdrücken-Können oder dauerhaftes Reden sein; Depressionen, Stress und fehlendes Geschmacksempfinden (alles schmeckt fade) können weitere Hinweise liefern. Wird die Verdauung von Materiellem und Immateriellem als schwierig erlebt, heißt das, dass die Verarbeitung der gesamten Lebensthemen behindert sein kann. Dazu gehört eventuell auch, die eigene Leidenschaft nicht zuzulassen. Burn-out-Gefahr ist ein Kennzeichen von Schwierigkeiten mit der Wandlungsphase Feuer.

Das Herz kann sich durch Bewegung und Kreativität wieder öffnen, ebenso helfen Lachen und Spaß sowie Großzügigkeit sich selbst und anderen gegenüber. Der Dünndarm wird durch das Finden eigener Glaubenssätze unterstützt und dadurch, seine Überzeugungen bewusst zu leben.

Das Feuer unters Wasser legen

Stehen Sie im schulterbreiten Qigongstand. Die Knie sind leicht gebeugt und locker. Sie spüren, wie aus Ihren Füßen Wurzeln in die Erde wachsen.

Die Hände liegen wie Schalen übereinander vor dem Unterbauch. Die obere Hand führen Sie mit der Schalenform bis vor das Herz, dann zeigen Sie in den Raum vor Ihnen (als ob Sie jemandem die Richtung beschreiben), der Arm ist ausgestreckt. Nun schöpfen Sie von dort mit der Hand wieder Richtung Unterbauch und halten diese Handschale unter die andere. Die nun oben liegende Hand geht nun zum Herzen, die andere bildet unten die Schale, wie beschrieben. Wenn die Hand steigt, gehen Sie mit dem gesamten Körper etwas nach oben, sinkt die Hand, sinken Sie wieder in den Qigongstand.

Während der Übung dürfen Sie die Augen schließen und sich etwas für sich selbst oder die Welt wünschen.

Es ist eine kraftvolle meditative Übung. Sie können die Übung einige Minuten, je nach Ihrer Lust und Meditationsbereitschaft, ausführen.

Dann wie gehabt bewusst aus der Übung heraustreten, nachdem Sie frische Energie vor dem Unterbauch geschöpft und ins Dantien wieder eingesammelt haben.

Erde-Spätsommer

Organe: Milz und Magen

Der Spätsommer bringt die Zeit des Reifens mit sich. Die Erde ist das Zentrum, der Mittelpunkt von allem. Sie hat zu allen Wandlungsphasen starke Beziehungen. Lernen, Nachdenken und Reflektieren sind die hervorstechenden Aktivitäten in dieser Zeit.

Probleme mit der Erde können sich in Übergewicht, Essstörungen und Verdauungsproblemen ausdrücken. Emotionen zuzulassen und wieder in Bewegung zu bringen, unterstützen das Erdelement, ebenso eine Stärkung der Mitte durch Riechen, Wärme, Wohlgefühl und gutes Genährtsein, Aufbau und Erhaltung des Körpers, Mitgefühl und Toleranz.

Die Erde fühlen

(ca. 10-15 Minuten)

Legen Sie sich auf den Bauch und stellen Sie sich vor, dass Sie in die Erde sinken. Bewegen Sie sich hin und her, als würden Sie immer mehr in den Untergrund einsinken. Fühlen Sie sich dabei schwer, ruhig und zufrieden. Der Kopf kann immer einmal auf die andere Seite gedreht werden. Spüren Sie Geborgenheit.

Das innere Lächeln

Diese Übung können Sie einige Minuten ausführen. Sie wirkt unterstützend, um in eine meditative Haltung zu gelangen.

Sitzen oder liegen Sie bequem. Atmen Sie bewusst aus und ein. Die Augen sind geschlossen. Ein Lächeln zaubert sich auf Ihr Gesicht. In Ihrem Inneren fühlen Sie, wie sich von Ihrem Herzen ein Lächeln in Ihrem Körper ausbreitet. In der Stille bemerken Sie, wie sich Ihr Körper überall dort, wo das Lächeln erscheint, aufhellt. Sie spüren möglicherweise ein Kribbeln oder Wärme in sich aufsteigen. Sie werden sich gewahr, wie jede Ihrer Zellen der Nachbarzelle zulächelt. Wohlgefühl breitet sich aus.

Dann kommen Sie langsam zurück in den Tag, stehen auf und reiben sich die Nieren.

Schöpfen Sie frische Energie in den Unterbauch (Dantien). Treten Sie mit einem Schritt bewusst aus der Übung heraus.

Metall-Herbst

Organe: Lunge und Dickdarm

Der Herbst ist die Zeit, in der sich der Abschied ankündigt: Abschied von der Fülle und dem Wachstum, Vorbereitung auf den Winter. Aber auch die Ernte wird eingeholt, buntes Laub erfrischt uns.

Melancholie, tiefe Trauer und Mitgefühl beschreiben die Emotionen im Herbst.

Probleme im Metall können sich durch Stimmungsschwankungen, Besorgnis, Zukunftsängste, eine pessimistische Grundeinstellung, Nicht-allein-sein-Können, Durchfall oder Verstopfung ausdrücken.

Die Lunge und den Dickdarm unterstützen Stabilität und das Loslassen von überhöhten und unrealistischen Wünschen und Vorstellungen. Weitere Aufgaben können das Fließenlassen der Gedanken, nicht zu viel zu grübeln, offen und mutig auf Veränderungen zuzugehen sein: Aufnehmen und Abgeben.

Das bewegte Stehen

Diese Übung sollten Sie am besten draußen oder bei geöffnetem Fenster durchführen.

Stehen Sie im schulterbreiten Qigongstand. Die Knie sind leicht gebeugt und locker. Sie spüren, wie aus Ihren Füßen Wurzeln in die Erde wachsen.

Die Knie sind angewinkelt, das Becken in einer mittigen Position. Sie spüren den goldenen Faden, der Sie aus dem höchsten Punkt des Kopfes heraus etwas nach oben zieht. Das Kinn geht leicht zur Brust. Die Arme hängen seitlich, sie bewegen sich automatisch mit.

Sie beginnen einzuatmen. Sie steigen nach oben, die Schultern sind entspannt und werden nicht nach oben gezogen, sondern die Schulterblätter bewegen sich etwas aufeinander zu in Richtung der Wirbelsäule. Rollen Sie mit den Füßen auf die Fußvorderseite (Ballen), der Fuß bleibt aber auf dem Boden. Warten Sie auf den Impuls, ausatmen zu müssen, dann sinken Sie wieder in die gebeugten Knie, das Gewicht verlagert sich auf die Fersen. Sie sind entspannt und die Schultern sind wieder etwas nach vorne gerutscht. Sie warten auf den Impuls, einatmen zu müssen, und beginnen die Übung von vorn.

Wiederholen Sie die Übung 76-mal.

Dann schöpfen Sie frische (Qi) Energie vor dem Unterbauch (Dantien) und legen die Hände einige Zeit auf diese Stelle und spüren der Wärme nach.

Mit einem Schritt bewusst aus der Übung treten.

Ein weiser Chinese sagte einmal über das bewegte Stehen, dass man es nur zweimal am Tag praktizieren müsste, um genug für die eigene Gesundheit zu tun. Denn dabei werden alle Gelenke bewegt, der Körper wird mit Sauerstoff versorgt und hat die Möglichkeit, in eine meditative Phase zu gelangen.

Wasser-Winter

Organe: Nieren und Blase

Der Winter birgt die Chance, im Hier und Jetzt zufrieden zu sein, Beruhigung und Ruhe zu finden. Rückzug, das Zulassen von Passivität ist eine essenzielle Grundlage für die Regeneration der Lebensenergie.

Störungen im Wasser können sich in Getriebensein, Starrsinn, Ohrenerkrankungen, Ängsten, Schwierigkeiten mit der Sexualität, Problemen im unteren Rücken, Blasen- und Nierenerkrankungen oder Knochenproblemen ausdrücken.

Der Niere hilft Ruhe, Rückzug und Regeneration (im Winter die Stille einladen), Mitschwingen, Träume und Unbewusstes zuzulassen.

Die Blase unterstützt körperliches Entspannen und Ruhe. Es ist die Zeit, Ihren Ängsten zu begegnen, sich Ihnen zu stellen. Denn die Ängste verhindern den Fortschritt und die Visionen, die bei Ihnen im Frühling (Holz) auftauchen wollen.

Meditation im Winter ist ein gutes Mittel für Wohlbefinden und Weisheit.

Eine Übung für die Nieren

Die Fersen sind miteinander verbunden, die Füße bilden ein Dreieck. Die Hände ineinander verschränken, sie hängen entspannt vor dem Körper, als ob Sie eine Schale vor dem Unterbauch halten würden. Die Arme nach vorn schieben und dann nach oben bis über den Kopf heben, die Hände verschränkt wenden – als würden Sie den Himmel stützen. So aktivieren Sie den Nierenmeridian.

Dann langsam den ganzen Oberkörper nach vorne und unten neigen, die Hände führen den Körper, der sich bückt, um den Blasenmeridian zu aktivieren, um sich dann schließlich wieder langsam nach oben aufzurollen.

Wiederholen Sie diese Übung 6- bis 12-mal.

Vergessen Sie nicht, jede Übung wie beschrieben zu beginnen und abzuschließen: Energie zum Unterbauch schöpfen. Nachspüren. Mit einem Schritt bewusst aus der Übung treten.

Schütteln

Das Schütteln ist eine einfache, aber sehr tiefgehende Übung. Sie wird uralten, einstmals geheimen, von Mönchen genutzten Übungen zugeordnet. Es kann zu Schwindel kommen, wenn man zu tief einsteigt. Beginnen Sie deshalb vorsichtig und kurz.

Stehen Sie im schulterbreiten Qigongstand. Die Knie sind leicht gebeugt und locker. Fangen Sie an, Ihren Körper mit einem Schütteln zu bewegen. Die Augen können gerne geschlossen werden. Schütteln Sie alles, was sich verspannt oder festgesetzt hat, ab. Beginnen Sie mit dem Kopf und sagen Sie sich: »Mein Kopf ist locker, meine Augen, Wangen, Kiefer, Ohren sind locker.« So geht es nach und nach durch den ganzen Körper. Wenn Sie Verspannungen bemerken, können Sie an dieser Stelle das Schütteln etwas länger durchführen. Auch zur Seite lehnen und Arme und Beine ausschütteln ist möglich.

Die Vorstellung, altes und gelockertes Material durch die Fußsohlen in die Erde abzugeben, hilft. Eine Abwandlung des Schüttelns ist, die Übung mit rhythmischem Aufstampfen zu unterstützen. Sie dürfen während des Schüttelns auch Töne einfach aus sich herauslassen. Das ist eine spannende Erfahrung!

Danach reiben Sie Ihre Hände vor dem Herzen warm und massieren die Nieren mit den Handinnenflächen und dann den Blasenmeridian (rechts und links neben der Wirbelsäule) mit den Handaußenseiten. Schöpfen Sie frische Energie vor dem Unterbauch und legen die Hände auf den Dantien: Schöpfen und bewahren.

Treten Sie mit einem Schritt bewusst aus der Übung.

Videomaterial zu den beschriebenen Übungen können Sie bei Katrin Thomas erhalten (s. Weiterführende Literatur, Seite 145).

Selbstmassagetechniken und Klopfübungen

Nach einer Qigong-Übung helfen Selbstmassagetechniken und Klopfübungen, um wieder richtig wach und energetisch geladen in den weiteren Tag zu gehen. Dieses Frisch- und Muntergefühl können Sie sich den ganzen Tag über holen.

Versuchen Sie, im Alltag bewusst folgende Übungen unterzubringen:

- 24-mal die Hände reiben
- 81-mal den Rücken reiben
- 24-mal die Augen von innen nach außen sanft abstreichen, mit zwei Fingern oder mit den Handballen

- 36-mal die Ohren zwischen Zeigefinger und Mittelfinger massieren, dann die Ohren langziehen.
- 36-mal die Nase mit dem Daumenballen massieren, mit dem Ballen oder den Zeigefingern neben der Nase mit ein wenig Druck hoch- und runterfahren.
- 24-mal den Mund massieren: Ein Zeigefinger über dem Mund, den anderen unter dem Mund entlangfahren, bei 12 die Zeigefinger wechseln.
- Die Augenbrauen kneifen oder zupfen: je 2- bis 3-mal am Ende, in der Mitte und am Anfang der Brauen.
- 18-mal Abklopfen von Niere und vorderem Becken im Wechsel
- 18-mal Abklopfen von Schulter und Niere im Wechsel
- 9-mal wie beim Skifahren die untere Knieregion entlangfahren, dabei berühren die Fäuste relativ heftig diese Region. (Die Skistöcker fehlen ...)

Fertig. Nun noch einmal wie oben gezeigt Energie schöpfen und nachspüren und dann mit einem Schritt bewusst aus der Übung heraustreten.

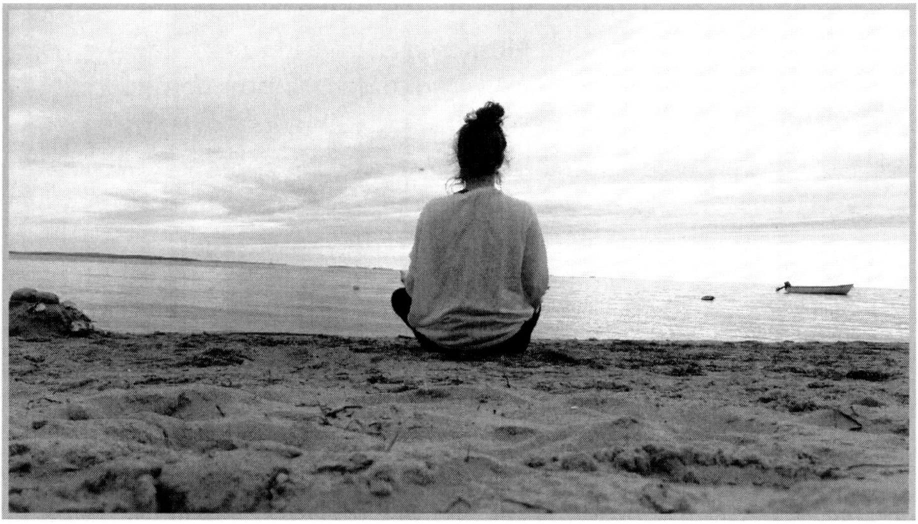

Und was nun? Ausklang

Nachdem Sie nun sehr viel mehr über sich, Ihre Familie und Ihr Umfeld herausgefunden haben, stellt sich Ihnen vielleicht die Frage, was Sie mit diesem neuen Wissen tun wollen.

Sie haben jetzt begonnen, die eigene Wahrheit zu finden. Sie haben Macht! Sie sind ein Energiefeld. Dieses Feld zu nutzen, bietet enormes Potenzial. Jeder Mensch kann wirklich zu einer besseren Welt beitragen und ganz nebenbei einen frohen und bestärkenden Kontakt zu sich selbst herstellen. Es gibt sicher viele Projekte in Ihrer Umgebung, bei denen Sie mit sinnvollem Handeln etwas Größeres unterstützen können. Machen Sie etwas!

Fühlen Sie sich schon besser, nachdem Sie die angebotenen Übungen bearbeitet und in Ihren Alltag integriert haben? Ist Ihre Kreativität erwacht? Haben Sie neue Konzentration gefunden? Wenn Sie sich im Gleichgewicht fühlen, dann haben Sie erreicht, was Sie wollten. Bleiben Sie aber am Ball! Wenn sich beispielsweise eine Affirmation eingelöst hat, suchen Sie eine neue, die Sie im Alltag realisieren können.

Lassen Sie das kreative Malen und auf Sie abgestimmte Qigongübungen zu hilfreichen Begleitern in Ihrem Alltag werden. Manchen fällt das Üben in der Gruppe leichter – wenn es Ihnen so geht, dann besuchen Sie einen Qigongkurs, der sogar von der Krankenkasse im Rahmen der Prävention bezuschusst wird.

Wenn Sie aber bemerken, dass Sie an bestimmten Punkten immer wieder steckenbleiben und nicht weiterkommen, dann scheuen Sie sich nicht, sich Unterstützung zu suchen.

Im Internet gibt es Webseiten wie www.therapeutenfinder.de. Hier können Sie die richtige Beratung für sich finden, nach Angebot (unter Therapielexikon) und Postleitzahlen gegliedert.

Wir sind nicht statisch. Wir dürfen uns immer wieder verändern. Diese Möglichkeit haben Sie Ihr ganzes weiteres Leben. Es ist nie zu spät und Sie sind nicht allein!

Es ist kaum zu glauben, aber wir Menschen, jeder Einzelne von uns, werden gebraucht.

Wir werden gebraucht, um Bäume zu pflanzen, weniger Fleisch zu essen, achtsam mit uns, der Welt und unseren Mitmenschen umzugehen, um Freude in die Welt zu bringen.

Kennen Sie das: Sie lächeln über etwas vor sich hin und plötzlich lächeln Ihnen wildfremde Menschen zu?

Katrin Thomas

Weiterführende Literatur

Achim Eckert (2001): Das heilende Tao. Die Lehre der fünf Elemente. Basiswissen für Shiatsu und Akupunktur, Qi Gong, Tai Ji und Feng Shui. München: Müller & Steinicke.

Elisabeth Kübler-Ross (2010): Was der Tod uns lehren kann. München: Knaur MensSana.

Louise Hay (2010): Finde deine Lebenskraft. Wie Affirmationen unser Leben verändern. Berlin: Allegria.

Katrin Thomas (2017): Fermentieren. Superfood für den Darm. Wien: Kneippverlag.

Harald Welzer, Dana Giesecke, Luise Tremel (Hg.) (2014): FUTURZWEI Zukunftsalmanach 2015/16. Geschichten vom guten Umgang mit der Welt. Berlin: Fischer Taschenbuch.

P.M. (2012): Kartoffeln und Computer. Märkte durch Gemeinschaften ersetzen. Hamburg: Edition Nautilus.

Weiterführende Musik

Jens Thomas (2020): Misitunes. Audio-CD.

Weitere Informationen im Internet

Die Organuhr und wie sie unterstützen kann: s. www.organuhr.net

Zum Thema Allergien:

https://www.allergie.de/wissen/allergie-und-psyche/psychosomatische-aspekte/

www.lungenaezte-im-netz.de https://www.lungenaerzte-im-netz.de/news-archiv/meldung/article/sind-allergiker-stressanfaelliger-weil-sie-ihre-emotionen-unterdruecken/

Zum Thema Essstörungen:

Gesundheitsforschung-bmbf.de

ANTOPStudie (»Anorexia Nervosa Treatment of Out Patients«) https://deutsch.medscape.com/artikel/4901681

Ich bedanke mich für die Mithilfe und Unterstützung bei:

Jens Thomas, Uschi und Lothar Thomas, Kichiku Hüttermann, Agnes Wörner, Daniela Obkircher, meinen Klientinnen und Klienten und meinem Verlag ***ibidem***. Besonderer Dank gilt S. Hüttermann und K. Hüttermann für die Fotos.

Über die Autorin:

Katrin Thomas ist als Systemische Familientherapeutin, Qigongkursleiterin und Wildkräuterexpertin in Berlin tätig. Sie bietet ihre Lebensberatung auch überregional, online und telefonisch an. Sie kann für Vorträge und Workshops angefragt werden. Ein Video zu den in diesem Buch beschriebenen Qigongübungen ist unter untenstehenden Kontaktdaten erhältlich.

Zuletzt erschienen:
Katrin Thomas (2017): Fermentieren. Superfood für den Darm. Wien: Kneippverlag. ISBN 978-3-7088-0706-5

Kontakt:

www.wildkraeuter-berlin.de
mail: katrinthomas@kato-licht.de

ibidem*.*eu